感覚の困りごとへの心のケア

センサリーフレンドリーをめざす支援の実際

高橋秀俊

岩崎学術出版社

この本のねらい

この本のねらいは、独特の感覚の特徴をもつ人たちの様々な困りごとを少しでも減らして、生活しやすくすることです。特にメンタルヘルス上の問題をもち、心のケアが必要なご本人やご家族、そして周りで身近に関わる方々や専門職の方々が、本書を以下のように活用してくださることを期待しております。

- 感覚の問題のメカニズムについて大まかな枠組みを知る。
- 感覚の問題で困っている人への支援の方法を知る。
- 現代のメンタルヘルス課題に感覚の問題がどのように影響しているか理解する。
- メンタルヘルス課題の支援において、感覚の特徴という視点を考慮する必要があると理解する。
- メンタルヘルス課題の研究において、感覚の特徴という視点を盛り込む必要があると理解する。

この五年から一〇年くらいの間に、私たちの生活の中で、感覚の問題の重要性はますます高まっています。感覚の特徴をとらえる視点は、様々なメンタルヘルス課題への対策を考えるにあたって役立ちますが、まだまだ理解が浸透していないことを痛感します。

感覚の問題は身近であり、古くて新しいテーマなので、様々な立場の人が様々な切り口で語ります。

そして様々な立場の人が様々な考え方で、感覚の問題で困っている人の心のケアを行っています。ただ、感覚の問題の多くは意識にのぼりにくく言葉にしにくいため、本人や周りの人が気づきにくいものです。本書では、生物学的研究の視点から、感覚の問題をどのように考え、どのように多職種多領域の連携による支援に活かすとよいか、そのたたき台をお示ししました。実際に地域で日常生活の困りごとへの支援を行っている人たちに応用していただけることを期待します。

誰でもできて誰一人取り残さないために、執筆にあたっては、以下の点に気をつけました。

様々な立場の人が理解しやすいよう、専門用語はできるだけ使わないようにしました。用語の定義にこだわりすぎると話が進みにくくなり、今現在感覚の問題で困っている人に支援が届きにくくなります。理解を深めるために必要な専門用語は、コラムなどで説明しました。精神疾患の考え方は、社会の変化に応じて変化します。何が変化し、何があまり変化していないのかを、多くの方が知る必要があります。

本書では、ライフステージごとの現代のメンタルヘルス課題に関して、感覚の特徴をとらえる視点から、どのように考えたらよいかを示しました。第7章の「よくあるケース」はすべて架空のケースですが、具体的にイメージしやすいように細かいところまで記載しています。読者の中にも、似たような方がいらっしゃるかもしれませんが、気を悪くなさらないでください。「感覚」という単一のテーマを扱っているため、重要な視点は繰り返し出てきますが、ご容赦ください。皆様が、本書を一つのたたき台として、それぞれの地域のニーズに合わせて応用してくださることを期待します。

また、日常的によく受ける質問をQ＆A方式で示しました。これまで様々な地域で様々な立場の方に対して、心のケアや感覚の問題についてお話する機会がありました。そこでよく受ける質問を大まかにまとめたり、理解しやすいよう改変したりして質問を作成し、それに対する回答例を示しています。

本書によって皆様が感覚の特徴について考え方を整理しやすくなり、それが支援に結びつくことで、感覚に優しく過ごしやすい社会が長く続くことを期待しております。皆様もそれぞれ、独自の感覚の特性をお持ちと思います。それぞれの感覚で、感覚の問題の理解を深めていただけると幸いです。

目次

第Ⅰ部　理論編

――本人が困っている「感覚の問題」を知りましょう

第1章　誰もが困っている身近な感覚の問題

1-1 音、光、におい、温度、湿度、気圧で起こる感覚の問題

● 私たちは、外の世界の情報を様々な感覚を通して把握します。
● 感覚の問題は、聴覚・視覚・嗅覚・味覚・触覚など様々な感覚でみられます。
● どれか一つの感覚で独特、あるいは困っている場合、他の感覚でも独特だったり、困ったりしていないか考えます。

私たちは周りの世界を、感覚を通して知ります。周りの世界を感じることで、周りの世界の感覚刺激がどのようなものかを知るのです。目で見て、耳で聞いて、鼻でにおいをかいで、舌で味を感じて、皮膚や粘膜で触れて、温度や湿度を感じます。他にも、耳の中にある前庭器官で気圧や傾きなどを感じます。周囲の情報を感覚器でとらえて理解することは生活の基本です。しかし、生まれつきの特性や環境の影響によって、感覚が人によって異なることが知られています。

感覚の困りごとには、次のようなものがあります。このような困りごとをもった人は身近にいるでしょう。また、自分自身も何かあてはまるかもしれません。

①聴覚（音）：騒音問題、音に敏感で騒がしいところや音が響く空間が苦痛、など。
②視覚（光）：まぶしい場所が苦手、雑然とした場所では何が重要かわからない、など。
③嗅覚（臭い）：食べ物のにおいが苦手、周りのにおいに敏感、など。
④味覚：食べ物の好き嫌いが激しい、など。
⑤触覚：服の素材によっては着られない、服についたタグが痛い、など。
⑥痛覚：痛みに敏感で注射や採血ができない、痛みに鈍感で骨折や出血の処置が遅れる。
⑦温覚（温度）：暑さや寒さに敏感、熱さに鈍感で熱源に長時間触って火傷する、など。
⑧湿覚（湿度）：湿気が多いと気分が悪い、乾燥した場所では目や鼻、のどが痛い、など。
⑨圧覚（気圧）：天気や気圧が変化すると頭痛などの症状が出てつらい、など。
⑩前庭覚：姿勢を保つことが難しい、など。

それぞれの感覚によって、困りごとは様々です。コミュニケーションや情報は耳や目から入るものが多く、聴覚や視覚はコミュニケーションで非常に重要です。特に音（聴覚）は、日常会話や警告音など、寝ても覚めても影響します（2-3参照）。光（視覚）も、文字や夜間の照明など、日常生活を営む上で非常に重要です。感覚の問題の原因は様々で、発達障害や精神疾患、身体疾患などの影響も考えられています。睡眠、不安など、多くのメンタルヘルスの問題と関係することも知られています。発達障害、特に自閉症スペクトラムには感覚の問題が大きく関係します。感覚の問題の支援を考えるときに、発達障害や精神障害への支援が参考になります。特に自閉症スペクトラムを感覚情報処理の側面からとらえ、感覚の問題が自閉症スペクトラムをもつ人の発達の様々な面におよぼす影響を考えることは重要です。

1-2 生活リズムに影響する感覚の問題——睡眠・食事など

- 感覚が独特だと、睡眠・食事・排泄など生活リズムに影響を与えます。
- 聴覚・触覚・前庭覚・温痛覚などが過敏だと、寝つきや寝起きが悪くなったり、眠りが浅くなったりします。
- 刺激に没頭しやすい人は、ネット依存などで夜更かしして生活リズムが乱れがちです。
- 生活リズムの乱れは排泄のリズムに影響し、偏食もあると、便秘、下痢、腹痛などの消化器の症状がみられやすくなります。
- 逆に、睡眠や排泄のリズムが安定しない、偏食が強いといった場合、感覚の問題がないか考えてみましょう。
- 生活リズムを整えるために、日中の活動や食事が偏らないよう、優先順位を考えながら先の見通しをたてて計画的に取り組みましょう。

睡眠や食事、排泄は私たちの生活で非常に重要です。学校や職場でも、できるだけ規則的な日常生活を送れるようにします。規則正しい生活リズムの中、バランスの良い食事と十分な睡眠をとることは、健康な生活のために不可欠です。

感覚が独特な人は、寝ていても周りの音に敏感に反応するので、睡眠に関した様々な問題を抱えています。例えば、聴覚過敏のある人は、寝つきにくい（入眠障害）、眠りが浅い（熟眠感の低下）、途中で目が覚める（中途覚醒）、寝起きが悪い（起床困難）などです。耳をふさいで寝る人はあまりいません。決まった時間におきるために目覚まし時計を利用します。睡眠中も外からの音を耳が聞いていることは、安全の確保のために重要です。聴覚過敏があること自体は悪いことではないですが、私たちの生活環境は、アラーム音を通して様々な通知がなされる場合が多く、夜中でも電車や自動車が走っていますので、睡眠の質が悪くなるかもしれません。寝る前に長時間スマートフォンやパソコンを使って液晶画面のブルーライトを見続けた場合、視覚過敏の人は睡眠に影響がでやすいかもしれません。枕が変わると寝つきが悪くなる人がいますが、これは触覚や前庭覚が過敏なのかもしれません。あるいは、前庭覚が過敏で、姿勢の変化に落ち着かない人かもしれません。夏や冬に寝つきが悪い、あるいは眠りが浅くなる人は、温度に敏感なのかもしれません。大人は自分で生活環境を整えることができればいいでしょうが、子どもは自分の睡眠の問題を言葉で伝えるのは難しいことがあります。家庭や保育園で睡眠の問題がある子どもには、感覚の問題がある場合があります。

また、感覚の問題が強い人の中には、苦手な食べ物が多く好きなものしか食べないという偏食の問題がある人がいます。味覚や嗅覚、触覚（口の中）が過敏だと食べ物の好き嫌いが激しくなり、食事のバランスが乱れることがあります。そうなると、栄養に偏りが生じるかもしれません。睡眠と食事のバランスの乱れは、消化器官のバランスに影響し、便秘、下痢、腹痛など消化器の症状が認めやすくなり、排泄のリズムも乱れます。

また、感覚の問題が大きい人は、特定の感覚刺激へのこだわりが強く、没頭しがちな傾向がありま す（3 - 4、3 - 8参照）。関心が強いことには、食事や睡眠の時間も忘れて没頭するかもしれません。ネット依存のようにゲームや動画視聴に没頭したり、何かの行動に没頭しすぎる人の中には、このような人もいるかもしれません。感覚過敏のある人は、日常生活や食事の変化に敏感に反応する場合も多いので、先の見通しを立てて優先順位を決めて少しずつ計画的に生活を見直します。

1-3 家庭で起こる感覚の問題

- 家庭の中は様々な音であふれ、聴覚や視覚が過敏な人は落ち着かないでしょう。
- 集合住宅では、周囲の住人の音が気になり、騒音の苦情が出がちです。
- 公共空間の照明は自分の視覚特性に応じた変更がしづらい場合が多いため、無意識のうちにストレスが増している場合があります。
- 家庭環境は自分の感覚に合わせることが可能なので、家にこもっている間は感覚の問題が目立たないことがあります。

家庭内も様々な感覚刺激、特に音であふれています。最近は、家の中はパソコンやスマホなどを含め家電であふれています。その多くはタイマーやアラームがついていて、大きな音で通知してくれますが、音の大きさや種類はたいてい選べません。また、掃除機や洗濯機、冷蔵庫、エアコンなどのモーターの音が大きい場合もあります。家庭内の主な音には次のようなものがあり、近隣で騒音問題などに発展することもあります。建築音響などの知見を取り入れて、音環境保全に取り組んだ方がいい場合もあるでしょう。

①生活：ドアの開閉音、足音（特に子どもが走る音）、話し声、など
②家庭用機器：掃除機、洗濯機、給湯器、エアコンの室外機、など

③音響機器・楽器：テレビ、オーディオ機器、楽器類（ピアノなど）、など
④その他の音：換気、車（アイドリング、空ぶかし）、ペットの鳴き声、など

家族で暮らす場合、乳幼児の夜泣き、子ども同士や親子のケンカがあると、聴覚過敏のある人には苦痛に感じられることがあります。そのようなとき、大人は子ども以上に大きな声を出して子どもを怒ることになります。出産後は大きな生活の変化がもたらされますが、音環境も大きくかわります。また、高齢になると耳の聞こえが悪くなり、そのぶん声が大きくなったり、スピーカーの音量を上げる必要があり、一緒に暮らす若い人に聴覚過敏があると不快に感じられます。

聴覚過敏のある人は、大きな音の環境では、不快に感じ怒りっぽくなるかもしれません。過敏があると、刺激に弱く、激昂しやすく、口論になりやすい場合があります。程度がひどくなると、児童や高齢者の虐待などにつながる可能性もあります。

感情表出（Expressed Emotion：EE）が大きい家族は、EE が小さい家族よりも、精神的に不安定になりやすいという報告があります。感情表出が大きい家族の中には、感覚過敏で刺激に反応しやすい方が多い場合もあるかもしれません。その場合は、家庭の音や照明の環境を調整したり、感情が高ぶったときのクールダウンの方法を家族全体で相談しておきましょう。

都会や集合住宅では、近隣の音が家庭に入ってくるかもしれません。また交通の便がいいからと、幹線道路や鉄道の線路、駅の近くに住むと、車や電車などの音が聞こえるでしょう。近隣の苦情は多くの割合で騒音に基づくものです。また、聴覚過敏のある人は、周りの音を騒音と感じやすいかもし

れません。感覚過敏が強い方はこだわりが強い場合も多いので、音が一度気になりだすと、そこに没頭しがちです。また、騒音を出す人も感覚にこだわる傾向が高いと、生活パターンを柔軟に修正することが難しいこともあります。騒音問題は当事者だけで解決することは難しく、第三者が間に入って早めに対応する必要もあるでしょう。

照明については、特に集合住宅では部屋の照明が天井に固定されている場合も多く、自分に合うように変更しにくいかもしれません。光の種類や量も自分で変化させることが難しく、たいていは電球色・温白色・昼白色・昼光色など、限られたパターンから選択するしかありません。

家庭環境は公的な空間と異なり、家族のそれぞれが自分に合うように調節可能なので、家庭内に自分一人で過ごせる空間ができて、そこにひきこもってしまうと、感覚の問題が目立たなくなります。ひきこもっている人の支援を考える上では、感覚過敏が影響している可能性を頭の隅にとどめておいて、感覚過敏の支援に準じて支援の方法を考えるとスムースに行く場合もあります。

1-4 学校で起こる感覚の問題

- 学校や保育園など子どもが過ごす施設は、聴覚や視覚、嗅覚など多くの感覚刺激であふれています。
- オープンプラン教室や換気中の教室では、遮音不足になりがちです。
- 大きな部屋は音がひびきやすく、騒がしく、聞き取りも悪くなります。
- 給食は、音・におい・味など感覚過敏のある子どもには苦痛に感じられます。
- 小学低学年の子どもでは、感覚の特性への配慮、特に音への配慮が重要です。

感覚の問題が目立つようになるのは保育園や幼稚園に入るころからですが、さらに目立つのは、集団での学習指導が始まり、先生の声や黒板の書き写しなど聴覚や視覚情報へ集中することが求められはじめる小学校低学年のころです。多くの場合、思春期に入って、脳が成長して自分の行動を少しずつコントロールできるようになると、少しずつ学校環境にも慣れてきます。それでも慣れない人にとって学校生活はストレスが多く、登校前に腹痛や頭痛などの体調不良を訴えて登校を渋るようになるでしょう。そのため、小学校低学年くらいまでに、子どもの感覚の特徴に気づいてあげて、同年代の集団での生活に少しずつ慣れさせます。保育園や幼稚園のうちから、本人の感覚の特徴に応じて、少しずつ集団生活の中の感覚刺激に慣れておくのです。子どもが幼いうちは不快感を言葉で上手に表現できない場合もあり、周りの大人が感覚の特徴や困りごとを常に意識してあげる必要があります。集団の中で落ち着かない子どもがいたら、感覚過敏などもあるかもしれないと考えて、環境調整をしてあげます。

学校の授業では先生が話す内容の聞き取りが重要です。大きな部屋は音が響きやすいことが知られています。音が響きやすいと、話し声の明瞭度が低くなり、喧騒感が大きくなり、聞き取りが悪くなります。例えば、体育館や屋内プール、高い天井高の空間（エントランス、ランチルーム）は音が響きやすい場所です。他にも、ガラスを多用したデザインでは、音が反射しやすく響きすぎになりがちです。体育館でのマット運動の授業などでは、音だけでなく臭いの問題がある場合もあり、感覚の問題のある子は、体育の授業が苦手になりがちです。現行の学校環境基準（コラム1参照）は、生徒がいないときの騒音レベルが基準なので、生徒がいるときは、感覚過敏をもつ子どもや教員には苦痛を感じる騒音レベルかもしれません。このような場合、建築音響などの知見を取り入れて音環境保全に取り組んだ方がいい場合もあるでしょう。

室内には、様々な視覚刺激があふれています。最近の学校では、掲示物を目に入りにくい場所に貼るなどの工夫がなされていますが、それでも視覚の過敏な子どもには刺激が多いと感じられ、反応してしまうことがあるでしょう。中には文字の学習に支障をきたす子どももいるかもしれません。そのような子どもには特別の配慮が必要かもしれません。本人のペースで少しずつできることを増やします。

感覚過敏をもつ子どもにとって、給食の時間は非常に苦痛です。栄養のバランスは栄養士さんが考えてくれていて問題ないでしょう。ただ、メニューを選べないことが多いので、好きなものが食べられるわけではなく、苦手な食べ物も出てきます。苦手な理由は、味・におい・食感（触覚）など様々です。また、生徒たちが何人かで手分けして運んで配膳することが多いため、騒がしくなりがちです。ランチルームなど大きな部屋で、複数のクラスが一斉に給食を食べる学校もあります。このように給食の時間は、場所や内容、登場人物によっては、味覚・嗅覚・触覚・聴覚・視覚と様々な感覚に影響を与え、非常に不快な感覚をもたらすことがあります。こうした場合に給食をむりやり全部たべさせようとすると、不安や恐怖で給食の時間がトラウマになるかもしれません。苦手なことは、段階を踏んで少しずつ取り組みましょう。

コラム1　学校の音環境への配慮──建築音響工学の応用

自閉症スペクトラムの子どもは、65～70dB程度の音の大きさでも不快に感じます。おそらく聴覚過敏の強い方は、60dBくらいの大きさの音でも不快に感じるでしょう。

学校環境保全の上では、学校の騒音レベルは、子どもがいない状態で、50dBあるいは55dB程度であるべきとされています。これは、先生の声の大きさの平均が65dB程度という調査結果から決められました。しかし、学校の教室内で実際に活動しているときの音のレベルを図った研究では、教室の音の大きさについて、次のような結果が報告されています。

① 音楽の授業や活発な作業型の授業：75～85dB
② 通常授業：60～70dB
③ 静かな授業やテスト中：45～65dB

したがって、教室の音環境は、聴覚過敏のある子どもには、苦痛に感じられることも多いでしょう。大きな声の元気のいい先生もいますが、子どもによっては声が大きすぎて怖いと感じるかもしれません。多くの生徒が発言し合える活気のある授業も、騒がしくて居心地が悪く感じる場合もあるかもしれません。騒がしい時間が長く続くと我慢できない子どもでも、短時間に区切って先の見通しをたててあげると我慢できるかもしれません。音環境をはじめとする学校環境の知識を踏まえて教職員が配慮する必要があります。

音の配慮のためには、遮音や吸音対策など建築音響学的な支援が有効です。オープンプランという、廊下と隔てる壁がない教室や保育室がありますが、このような教室では、遮音不足で周りの音が教室内に入りやすく、80～90ｄＢにも達することが報告されています。これはパチンコ店やゲームセンターくらい大きな音で、感覚過敏でない子どもや先生たちも相当なストレスを感じます。教室内の音が大きくなると、先生たちはそれ以上に大きな声を出して指導しなければならないので、身体的なストレスが増えます。最近はコロナ禍にあって、換気のために窓を開ける機会が増えていますが、その場合も遮音不足になりがちです。空調のために部屋を閉めるときは、エアコンの音も結構大きいので注意が必要です。

落ち着ける居場所づくり

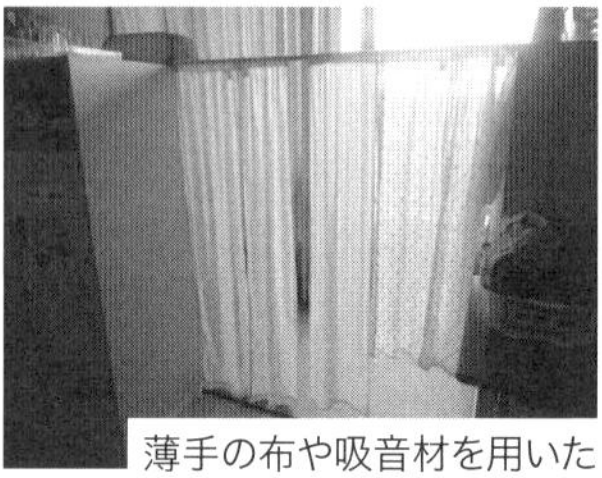

薄手の布や吸音材を用いたリラックススペース

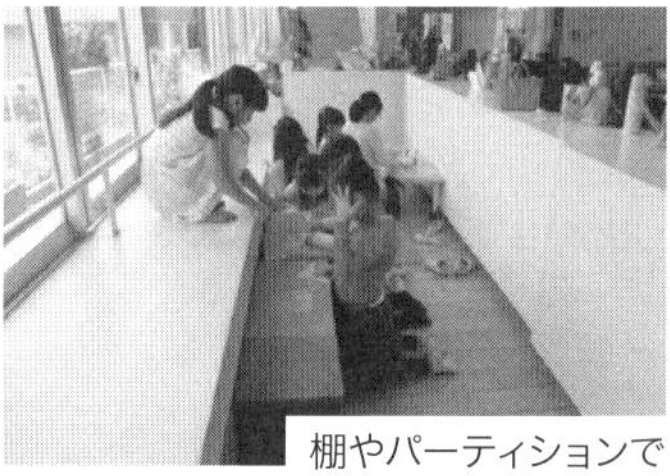

棚やパーティションで囲ったコーナー

部屋の吸音対策：天井や壁に吸音材設置

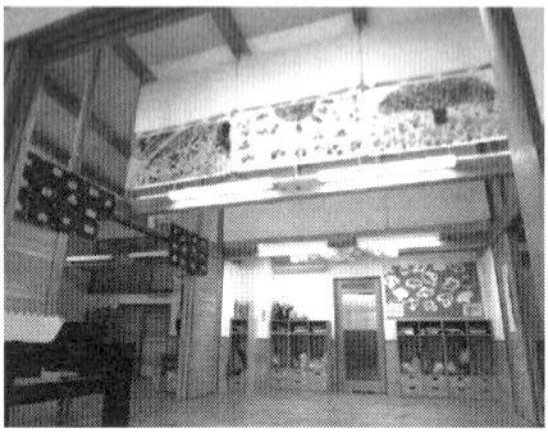

図１　教室の音環境保全のための対策

（写真提供，明治大学理工学部建築学科　上野佳奈子ら：建築基準の範囲で実施）

1-5 職場で起こる感覚の問題

- 職場では、様々な形で感覚の問題がみられます。
- 職場環境の騒音基準は、通常は感覚の問題のない一般の人向けなので、感覚過敏など感覚の問題のある人は個々の感覚の特性に応じた対応を行う必要があります。
- 医学的な障害・疾患の診断はつかない場合でも、職場環境の変化に伴って感覚の問題が明らかになる場合があります。
- 感覚の問題は本人も気づいていない場合があり、周囲の人が気づいてあげましょう。
- 職場環境の変化への適応が難しい場合、感覚の特性に応じた環境調整をしましょう。
- 職場環境の調整には職場全体の理解が欠かせないため、普段から職場で感覚の問題に対する意識を共有します。
- 職場を変わる際には、職場環境を下見しておくとよいでしょう。

職場で起こる感覚の問題は、職種によって様々です。一番多いのは音ですが、他にも光や臭い、暑さ・寒さなどがあります。職場環境に関しては、労働衛生上、音・光・温度など様々な環境基準がありますが、普通の感覚の特徴をもつ人を基準にしていることが多く、感覚が過敏な人に対しては個別の配慮が必要になるでしょう。

例えば、職場の音環境に関して、大きな音が発生する作業場では、概ね80ｄＢ以上という基準で騒音対策がなされます。一般的な聴覚の人にとっては大きな問題はないですが、聴覚過敏のある人は、これでは音が大きすぎると感じるでしょう。同じ事務職でも、個室で自分のペースで静かにできる仕事もあれば、大きな部屋で多くの同僚と一緒に行う仕事もあるでしょう。大きな部屋で周りの物音が気になる場合、パーティションやイヤーマフなどをつけるといいでしょう。建築音響の知見を取り入れて、音環境を保全する必要もあるかもしれません。

学校環境とは異なり、職場環境は自分の特徴に合わせて選べる場合も多いでしょう。ただ、状況によっては職場を選べないこともあるでしょうし、人事異動に本人の希望が通りにくい場合があります。感覚過敏のある人は新しい刺激に柔軟に対応できない場合も多くあります。転職、異動をする際には、前もって職場環境の下見をして、現場の状況を文字通り肌で感じてみてから決められるといいでしょう。特別支援学校では、多くの場合、何度も実習に出てから卒業後の通所先を決めます。特に発達障害など医学的な障害や疾患を持つ場合、その人の特性に応じた配慮が必要で、スモールステップで少しずつ環境調整を行います。

慣れた環境では大きな問題がなかった人でも、新しい職場で適応できずに生活に支障をきたし、場合によっては精神疾患などメンタルヘルス上の問題につながります。感覚の問題は、本人が気づいていないこともあるので、新しい環境に適応できない場合、感覚の問題がある可能性を周囲の人が考えてあげます。聴覚や視覚など、どれか一つの感覚で問題がある場合、他の感覚にも問題がある可能性を周囲が考えてあげるといいでしょう。職場環境の変化にうまく適応できないときは、本人の対処能力の向上や感覚刺激を和らげるツールを用いるだけでは解決まで時間がかかりがちで、多くの場合、環境調整をしてあげた方が早く問題が解決します。職場環境の調整では、職場全体の理解が重要になるので、普段から感覚の問題に対する意識を職場で共有します。

1-6 公共空間で起こる感覚の問題

- 私たちの生活環境は、近年ますます都市に人口が集中し、公共交通や幹線道路沿いに大きなマンションが建ち、感覚過敏のある人は生活に苦労することがあります。
- 幹線道路、高速道路、新幹線など公共空間の騒音基準は、一般の感覚の人にあわせた基準で、感覚過敏など感覚の問題のある人は個々に対応するしかありません。
- 公共空間の感覚の問題を解決するには、感覚に優しい取り組みの啓発も必要です。

私たちの生活環境は、近年ますます大きく変わっています。人口は年々都市部に集中する傾向にあり、公共交通や幹線道路沿いに大きなマンションが建つようになって、日常生活における聴覚刺激・視覚刺激はますます増加しています。

バスや電車、地下鉄など公共交通では、それなりに大きな音がするので、過敏な人は都市部での移動に苦労する場合があります。スーパーマーケットやファミリーレストラン、カフェなどの音のレベルでも過敏な人には騒がしく感じます。

幹線道路、高速道路、新幹線など公共空間では、騒音基準が定められていますが、たいていは一般の感覚を持つ人にあわせた基準になっています。感覚過敏などの特性がある人は騒がしいと感じるかもしれませんが、個々に状況に対応するしかありません。

コラム1で、自閉症スペクトラムの子どもには65～70ｄＢ程度の音の大きさでも不快に感じられ、おそらく聴覚過敏のある人は65ｄＢくらいの大きさの音でも不快に感じると考えられることを説明しました。一方で、実際に公共空間で測定された音の大きさとしては、次のような結果が報告されています。

①飲食店内（コーヒーショップやファミリーレストランなど）：60～70ｄＢ
②鉄道や航空機の中：70～80ｄＢ
③騒がしい遊技場（パチンコ店やゲームセンターなど）：80～90ｄＢ

したがって、公共空間の音環境は、聴覚過敏のある人たちには苦痛に感じられることも多いでしょう。音環境保全のためには、遮音や吸音対策など建築音響学的な手段も有効です。感覚の特徴の問題に社会がさらに関心をもち、このような取り組みを広く実践していくためには、社会への啓発が不可欠です。

公共空間での感覚の問題を解決するには、センサリーフレンドリー、すなわち感覚に優しい取り組みの啓発も必要です。映画館や美術館、博物館、水族館などの公共的余暇施設で、音を抑えた取り組みが少しずつ増えています。最近では、スーパーマーケットなど日常的に利用される施設でも徐々にみられるようになっています。このような取り組みを行うためには、地域社会の理解が必要になります。地域の住民たちが感覚の問題をもつ人たちの困りごとを把握し、関係する施設の人たちと相談しながら問題に取り組むために、行政の協力も必要です。

コラム2　環境の変化と不適応

都会の「喧噪」というように、都会は騒がしいという認識は昔からあり、それは昔から不適応の原因として問題になっています。

例えば、イソップ寓話に都会のネズミと田舎のネズミの話があります。都会は物が多く、様々な危険にあふれ、一方で田舎は変化が少なく、物も少ないでしょう。どちらがいいというわけではなく、その人の特性や生まれ育った環境などにマッチする環境で過ごすことが重要ですが、都会の騒がしさはイソップの昔から認識されていたわけです。

歌謡曲や演歌でも、田舎から出てきた若者が都会の生活に疲れてしまう歌や、都会へのあこがれ、田舎で暮らしながら都会に出た恋人を思う歌は多く、たくさんの人の心をいやし、記憶に残っているでしょう。これらは、特に産業革命の後、世界大戦のころや、高度経済成長など、都市に住む人が急増した時期に多くみられました。神経症などの精神療法として精神分析や日本の森田療法が開発されたのは、二十世紀の前半、第一次世界大戦やスペイン風邪などもあり、世界的に変化の大きい時代でした。このころ、メンタルヘルスの不調をきたす人が増えたのでしょう。昔は、住む場所や仕事を自由に選べず、環境の変化も大きくはありませんでした。その後、社会は大きく変わり、人口の移動が増え都市化が進み、職種も増え職業も自由に選べるようになりました。自由が増えると、環境の変化も増え、それに伴う不適応も増えます。自由度を上げるのであれば、それに伴い不適応をおこす人に対する配慮や支援が必要です。特に都市部では、感覚の問題への配慮が必要でしょうし、そのための社会啓発は重要です。

少数派・マイノリティーの人の意見を聞くには工夫が必要です。人口の少ない田舎では、同じような特性をもつ人は少ないので、集まって声をあげることは難しい場合があります。人が多い都会であれば、似たような特性をもった人が集まりやすく、意見をいいやすくなるかもしれません。ただ、感覚過敏のある人は、人が集まる場所に行きにくく、コミュニケーションに困難を抱える場合も多く、自分たちの意見をまとめるという経験も乏しい場合があります。このような人たちの意見を切り捨てていけば、都会でも田舎でも暮らしづらく、ひきこもるしかない人たちが出てくるでしょう。このような人たちを切り捨て続ければ、そのうち自分が一番感覚過敏をもつことになり、自分が切り捨てられる立場になるかもしれません。

自閉症やアスペルガー症候群の最初の事例報告がなされたのは一九四〇年代前半で、ちょうど第二次世界大戦のころです。これらの事例報告でも感覚の問題が取り上げられました。自閉症などの発達障害の特性が病気なのか性格なのか、また発達障害の診断がつく人とつかない人の間の境界レベルの人を「グレーゾーン」という概念で括れるかどうかも、なかなか結論がでない議論です。発達障害の特性の中でも、感覚過敏などの生物学的な特性は昔からあったのでしょう。過敏な人は、危険の察知、状況の変化に敏感だったり、こだわりが強く、没頭しやすく、一つのことに集中して取り組める場合もあり、環境がマッチすれば良い特性と考えていいでしょう。独特の感覚の特徴をもつ人も、環境が変わり、対人コミュニケーションがうまくいかず、生活に支障をきたすと、自閉症の診断基準を満たすかもしれません。慣れた環境で問題なく過ごせていると、感覚の特徴に気づきにくい場合が多いでしょう。環境が大きく変わる思春期・青年期には、スモールステップで少しずつ環境の変化に適応していくスキルを指導します。また、都会の喧騒に疲れて田舎に戻ってきた人たちには、疲れをいやして、安心して次のステップに進めるような支援があるといいでしょう。

第2章　発達障害から理解する感覚の問題

2-1 感覚の問題は周りも本人もわかっていないことがある

- 感覚の特徴は生まれつきのもので、成人になっても大きくは変わりません。
- 家族で同じような感覚の特徴を持っている場合も多くあります。
- 生まれつき過敏な人も、静かで落ち着いた環境で過ごしていると、過敏な特性に自分では気づかず、周りから見てもわかりにくいときがあります。
- 何か行動の問題があるときは、感覚の問題もあるかもと疑う姿勢が重要です。
- 感覚の問題を考えるときは、刺激に対する感度（過敏か鈍いか）と、刺激に対する行動パターン（刺激を避けるか求めるか）の二つの側面で考えるといいでしょう。

感覚の特徴は生まれつきのもので、幼少時の特徴は成人になっても大きくは変わりません。三つ子の魂は百までもといいますが、だいたい3歳くらいで感覚の特徴は決まってきて、過敏な人が大人になって鈍感になるということはほとんどなく、たいてい過敏なままです。環境に慣れれば、過敏なままでも生活ではそれほど困らない場合もあります。感覚の特徴は、本人も周囲の人も気づきにくいので、自己評価の質問紙や他者評価では簡単にはわかりません。慣れた環境では目立たないこともあるので、様々な状況での本人の様子に関して情報を集めて、総合的に考えます。感覚の問題がどの程度あるかと推測しながら、様々な感覚について網羅的に考えます。感覚の特徴は、多くの場合、家族で同じような特徴を持っています。生まれつき過敏な人でも、親も過敏なために、騒がしい環境で過ごすことが少なく、静かで落ち着いた環境で過ごしていることが多いと、過敏な特性に自分では気づいていない場合があります。

感覚の問題は、周りからとらえどころがないように見えるときがあります。過敏な人でも、何か特定の刺激や行動に没頭し集中しているときは、他の刺激を受けつけず、刺激が遮断されて鈍感にみえるときがあります。また、刺激に過敏で、特定の刺激に対してすぐに反応したり、特定の刺激を好んで求める方向に行動したりする人は、感覚過敏があるように見えない場合もあります。何か行動の問題があるときは、感覚の問題もあるかもと疑う姿勢が重要です。

感覚の問題を考えるときは、敏感か鈍感かという感度の側面（感覚過敏か感覚鈍麻か）、および、刺激に対する行動の仕方が消極的で回避的か積極的で探求的か（感覚回避か感覚探求か）という行動パターンの側面、の二つの側面で考えるといいでしょう。

▼感覚過敏：特定の弱い感覚刺激に対して苦痛を感じたり、過度に否定的な反応を示し、そのような感覚刺激をしばしば回避したり、過度に警戒します。例えば、触覚の過敏がある場合、特定の衣類あるいは衣類のパーツ（タグなど）を身につけることを過度に嫌がったり、落ち着か

なくなったりします。

▼感覚鈍麻：通常は反応を示すような感覚刺激に気づかなかったり、反応が遅かったりします。例えば、温痛覚の鈍麻がある場合、熱いストーブのように通常は激しい痛みをもたらすようなものを触り続け、外傷を被ります。

▼感覚回避：特定の感覚をもたらす経験を避けます。例えば、聴覚過敏があると騒がしいところを避けて、静かなところで過ごします。

▼感覚探求：特定の感覚をもたらす経験を強く求めたり、没頭します。例えば、好きな匂いにこだわり、繰り返し嗅いだり、繰り返し口に物を入れたりします。

2-2 4つの特徴から感覚の問題を理解する

2-2-1 感覚過敏――感覚の問題の中では最もよくみられる特徴

- 感覚過敏は、弱い刺激に対して過度に反応してしまい苦痛を感じる特徴です。
- 感覚過敏は、様々な感覚の問題の中で最もよくみられる基本的な特徴です。
- 感覚過敏、特に聴覚過敏は、もっともよくみられる問題です。
- 聴覚過敏では、音声を介したコミュニケーションが苦手な場合があります。
- 一つの感覚が過敏な場合、他の感覚も過敏なことが多くあります。
- 感覚過敏があると、不安やストレスを感じやすく、メンタルヘルス上の様々な問題につながります。
- 不安が強いと些細な刺激で怒り出すこともあるでしょう。
- 過敏な場合、不快な刺激を回避しがちで、好きな刺激は探求し没頭しがちです。
- 過敏があっても慣れた環境では目立ちませんが、環境の変化に柔軟に対応できません。
- メンタルヘルス上の問題がある場合や環境の変化に柔軟に対応できない場合、過敏の可能性も考えましょう。

感覚過敏は、弱い刺激に対して過度に反応してしまい苦痛を感じる特徴です。様々な感覚の問題の中で最もよくみられるものですので、基本的な特徴を知りましょう。

感覚過敏、特に聴覚過敏は、もっともよくみられる問題です。乳幼児期に聴覚過敏があると、言語の発達に影響がおよぶ可能性があるため、できるだけ落ち着いた環境で過ごせることが望まれます。成長してからも音の聞き取りが苦手で、音声を介したコミュニケーションが不得意なことがあります。電話の応対も苦労します。

一つの感覚が過敏な場合、多くは他の感覚も過敏です（1‐1参照）。聴覚過敏は触覚の過敏を伴うことが多いので、イヤーマフや耳栓などを長時間つけることは苦痛です。そのため、生活の様々な場面で困りごとがあります。

感覚過敏があると、不安やストレスを感じやすく、メンタルヘルス上の様々な問題につながることがあります。不眠や偏食など生活リズムも乱れがちで、そうなると下痢や便秘、腹痛など様々な消化器の症状も引き起こされます。精神的にも傷つきやすく、トラウマを感じやすく、被害的になりやすい場合もあります。

感覚過敏があると、受け入れられる刺激の幅が狭くなります。興味の幅も狭くなり、こだわりが強くなり、行動パターンも限られます。不安が強まると怒りっぽくなる人も多くいます。子どもの泣き声に激昂し、虐待に及ぶ場合もあるかもしれません。子育ては、できるだけ落ち着いた環境で行うことが望ましいでしょう。虐待傾向のある親の中には、過敏な人もいるでしょう。

過敏な場合、不快な刺激を回避しがちで、心地よい刺激は探求しがちです。不登校やひきこもりになる可能性もあります。大勢の集団を避け、一人でいることを好み、孤立化しやすい場合もあります。繰り返し同じ刺激を求め、何か特定のものや行動に没頭してしまうこともあるかもしれません。薬物やアルコールなどの物質やギャンブルやインターネットなどに依存傾向がある場合、過敏の可能性も考えるといいでしょう。また、万引きや放火など同じような犯罪を繰り返す場合も過敏があるかもしれません。一見、鈍感に見えても敏感な場合があります。できるだけ刺激の少ない落ち着いた環境ですごします。

2-2-2 感覚鈍麻――鈍くみえるのは過敏すぎるからであることも

- 感覚鈍麻は、刺激に対する反応が鈍い特徴です。
- 痛みや温度に鈍感だと、想像力が乏しく、けがや火傷をしやすく、危険です。
- 鈍感に見えるのは、実は過敏すぎて刺激を遮断したり、何かに没頭していて反応が鈍かったりしている場合があります。
- 鈍麻に見える場合も、常に過敏の可能性も考え、情報の伝え方など、コミュニケーションの仕方に工夫が必要です。
- 鈍麻でも過敏でも、情報は絞って具体的に提示するといいでしょう。

刺激に対して感覚が敏感なのが感覚過敏ですが、逆に感覚が鈍いことを感覚鈍麻といいます。例えばお湯に触れても熱さを感じにくかったり、切り傷に対しても痛みを感じにくかったりします。ただ、熱いものを触ると火傷をするかもしれませんし、切り傷も放置すると化膿して、重篤な状態につながるかもしれません。感覚鈍麻があると、どのような結果につながるか、想像力が乏しい場合が多く、気づいたら、重大な問題に発展していたということもあるので、感覚鈍麻に気づくことは、日常生活で重要です。

鈍麻の研究は、過敏の研究に比べて進んでいません。強すぎる刺激を加えることは倫理的にも問題だからです。また、刺激に対する反応が鈍いことは鈍麻でも過敏でも認められます。過敏すぎるために、刺激を遮断して意識的・無意識的に反応しないようにしたり、あるいは何かの特定の刺激を得ることに没頭して他の刺激に気づかなかったりする場合もあります。感覚の問題を持つ方は、特定の刺激に対する反応速度が遅い傾向があります（3‐3参照）。そのため、一見鈍麻に見えても過敏であることがあり、多くの場合、鈍麻の把握は困難です。鈍麻の場合も、常に過敏の可能性を考えます。

鈍麻にしても過敏にしても、刺激を与えすぎると、どれに反応していいのかわかりにくくなります。そのため、情報の提示は、重要なものに絞ります。また、先の見通しを立てることが難しい場合も多いので、スモールステップで少しずつ具体的に先の見通しを立てながら支援します。

2-2-3 感覚探求――敏感で不快だから刺激を求める場合もある

- 感覚探求は、刺激を求める傾向が強い特徴です。
- 感覚鈍麻があると、強い刺激を求めがちです。
- 過敏な特徴があると、快適な刺激を求める傾向が強くなりますし、不快な刺激を打ち消すために快適な刺激を求める場合もあります。
- 探求傾向が強い場合、なぜその刺激を求めるのかを推測し、鈍麻の可能性だけでなく過敏の可能性を考えます。
- 探求傾向を無理やりやめさせるのは難しいので、より適切な刺激を探求するように興味・関心を置き換えます。

感覚探求は、刺激を求める傾向が強い特徴です。この特徴が強すぎる場合、日常生活に様々な影響を与え、本人も周囲の人も困る場合があります。何か困った行動を繰り返す場合は、背景に感覚探求傾向がある可能性も考えるといいでしょう。ネット動画のネットサーフィンやゲーム依存など、何度も特定の行動を繰り返してしまうのは、このような特徴の表れかもしれません。アルコールや薬物などの依存のように、特定の刺激に依存してしまう傾向にも関連しているかもしれません。性犯罪などにも影響しているかもしれません。何か特定の行動に没頭してしまう傾向も、関係しているかもしれません。

感覚探求傾向が強く、何度も同じ刺激を求める傾向は、感覚鈍麻と関係づけられがちです。感覚鈍麻では刺激に対する反応が鈍いため、より強い刺激を求めがちだからです。ただ、求めるのは強い刺激とは限らず、何か特定の気に入った刺激を繰り返し求める場合もあります。感覚鈍麻のある人は、想像力が乏しい場合があるので、知らない間に大きな問題に発展する場合もあるので、周囲の人が気にかけてあげる必要があります。

また、感覚探求傾向は、感覚過敏の特徴がある場合にも見られます。過敏な特徴があると、快適な刺激を求める傾向が強くなりますし、不快な刺激を打ち消すために快適な刺激を求める場合もあります。感覚過敏があり、不快な刺激を受け入れられない場合、快適で居心地のいい刺激を求める傾向があります。一度、そのような快適で居心地のいい刺激を得ることができると、それを繰り返し求める傾向が強く、こだわりにつながります。

探求傾向が強い場合、なぜその刺激を求めるのかを推測し、鈍麻の可能性だけでなく過敏の可能性を考えます。精神医学では、外的事実と内的（心的）現実は異なることや、外的表現型と内的表現型が異なることが知られています（コラム5参照）。感覚探求がみられたら、感覚鈍麻によるものなのか、感覚探求によるものなのか、本人の中で、どのような経緯で、その探求行動がみられるのかを考えます。

また、探求行動を無理やりやめさせるのは難しいので、より適切な刺激を探求するように興味・関心を置き換えます。無理やりやめさせようとしても、探求したいという欲求までは抑えられないので、周りに気づかれないように、こっそり繰り返して、大きな問題に発展してから発覚する場合もあります。あるいは、より一層不適応的な探求行動がみられる場合もあります。不適切な探求行動は、周囲の人が協力しあって、より適切な探求行動に置き換えます。

コラム３　好ましくない刺激を繰り返し探求する場合

感覚探求で探求されるのは、本人にとって快適で居心地のよい刺激ですが、それは周りにとって好ましくない刺激である場合も、好ましい刺激である場合もあります。好ましくない刺激を繰り返し探求する場合、ついついその探求行動を止めにかかりますし、本人にも止めるように伝えがちです。ただ、その刺激を探求するのは本人なりの理由があります。過敏がある場合、探求は不快な刺激を避けたり、打ち消すためであることも少なくありません。そのような場合、感覚探求行動を無理矢理やめさせようとすると、陰でこっそり別の形の探求行動をとることが多く、それはたいてい、より好ましくない行動です。そうなると、周りに気づかれずにより好ましくない行動をとるので、周りが気づいたときには大問題になっている場合もあります。放火や窃盗、性犯罪など、周りにとって好ましくない探求行動を繰り返す場合、早めに周りが気づいて、そのような探求行動をなぜ行うのかを考え、より好ましい行動に置き換えます。本人が快適で居心地よく感じる刺激の中で、周りにとっても好ましい行動を見つけるのは、簡単なことではないかもしれません。そのような場合、本人の感覚の特徴にある過敏や鈍麻を推測し、本人の状況を周りの人たちとも情報共有して、対応方法を考えるのもいいでしょう。

2-2-4 感覚回避——敏感な人は回避的で孤立しやすい

- 感覚回避は、刺激を避ける傾向が強い特徴です。
- 感覚過敏のある人には、回避する行動パターンがよく見られます。
- 回避的な人は、感覚過敏がある可能性が高いと考えるといいでしょう。
- 回避的な傾向が長く続くと、感覚過敏に気づきにくい場合があります。
- 刺激に慣れてもらうためには、少しずつ段階を踏んで慣れてもらいましょう。

感覚回避は、刺激を避ける傾向が強い特徴です。自分から刺激の少ない場所を好んで移動したりする場合と、刺激を寄せつけず、追い払う場合があります。感覚過敏のある人には回避する行動パターンがよく見られ、回避傾向のある人はたいてい感覚過敏のある人です。不登校やひきこもりなど回避的な行動をする人の中には、感覚過敏のある人も多いという印象を受けます。回避しなくていい、刺激の少ない落ち着いた環境を好み、その環境から動かず、ひきこもる人もいるでしょう。回避的な人は、感覚過敏がある可能性が高いと考えるといいでしょう。

ただ回避傾向が長期にわたり定着し、不快な刺激が少なく、居心地のよい刺激であふれた生活環境で長く過ごすと、感覚過敏に気づかれにくい場合があります。そのような人に感覚過敏的な特徴を指摘しても、すぐには受け入れられないかもしれません。場合によっては、自分が気づいていなかった自分に気づかされて不安になり、怒り出すかもしれません。少しずつ段階を踏んで、本人自身に感覚過敏の特徴に気づいてもらいます。

回避している刺激に慣れてもらうためには、本人が不快に思わない範囲で、少しずつ慣れてもらいます。段階を踏んで、少しずつ刺激の強度や頻度を上げます（4 - 3参照）。いきなり強い刺激を繰り返し与えると、過敏な人は傷つきやすいのでトラウマになり、二度とそこに行かないかもしれません。一度、ひきこもると、外に出にくくなります。くれぐれも、無理やりひっぱりだそうとしないようにします。特に感覚過敏のある人は、新しい状況への不安が強いものです。孤立しがちな人、ひきこもっている人の中には、回避的で、過敏な人もいるかもしれません。そのような人に予告なく刺激を増やすと、不快に感じて避けられてしまうかもしれません。過敏で回避的な人には、少しずつ不安を和らげながら、刺激を増やします。家族や身近な関係者たちで少しずつ協力しながら、先の見通しを立てながら対応します。

コラム4　スモールステップでの刺激の増加

刺激を増やす際は、計画的に、先の見通しを立てながら、少しずつ量や強度を増していきます。認知行動療法でも刺激漸増法というものがあります。わが国の代表的な精神療法である森田療法も、原法は絶対臥褥に始まり、少しずつ活動量を増やします。精神疾患での休職から復職する際には、一週程度ごとに活動を見直しながら計画的に仕事量を増やします。これは体の病気のリハビリテーションと同じです。

スモールステップで活動量を増やすときは、増やし始めの時が最も焦りや不安が強いものです。ある程度軌道にのってきて成果が目に見えるようになると、余裕がでてきますが、取り組み始めで成果が出ないうちは、焦りや不安が大きいのです。森田療法で「絶対」臥褥という強めの言葉が用いられているのは、このような焦りが増している状況に対処する必要があるからかもしれません。この時期を何とかのりこえるために、具体的にうまくいった例をイメージしてもらいます。例えば、日本で活躍したプロのスポーツ選手が海外で環境が変わると、怪我をすることがありますが、怪我の手術をして復帰したときに、復帰プログラムの最初は精神的にしんどくても、先の見通しを立てながら計画的にスモールステップでリハビリテーションを行うことで、復帰後にこれまで以上の活躍をする方もいます。無理のないペースで、スモールステップで取り組みます。

2-3 じつは「聞こえる」が一番つらい

- 日常生活における様々な感覚の困りごとで最も多いのが、聴覚に関する困りごとです。
- 生まれつき聴覚特性が独特だと、言語の発達にも影響が及び、コミュニケーションも独特になる場合があるので、音への配慮は早くから行うことが望まれます。
- 電気機器はアラーム音で情報を伝えることが多く、危険の察知のためには耳をふさぐこともできないので、現代社会では聴覚過敏があると苦痛は一日中続きます。
- 聴覚過敏への配慮には様々な対応が考えられ、社会全体の理解が必要です。

感覚の問題をもつ人は、多くの場合、聴覚、視覚、味覚、嗅覚、触覚など様々な感覚で問題をもっています。感覚の問題の研究は多数ありますが、それによると、困りごとで最も多いのは聴覚に関するもので、次に多いのは視覚に関するものです。感覚の問題を持つ人は、ほとんどの場合、聴覚に関する困りごとをもちます。

聴覚の困りごとのある人は、コミュニケーションで困りがちです。音声によるコミュニケーションは、文字が発明される前からあり、ヒトだけでなく様々な動物種でみられ、種を超えた基本的なコミュニケーション・スキルです。聴覚の特徴が独特だと、コミュニケーションも独特になり、人間関係など様々な生活の困りごとにつながります。

乳幼児期には文字は読めませんので、周りの大人、特に母親の音声が言葉の発達に大きな影響を与えます。落ち着いた子育て環境の中で子どもを育てることは非常に重要です。子どもが聴覚過敏の特性を持つ場合、早くそれに気づいて、その特性に応じた配慮をしてあげましょう。

私たちの生活の中には、多くの電気機器があります。その多くは音で情報を伝えます。嗅覚や味覚、触覚と異なり、音は空気の波動として伝わります。そのため、映像よりも先に、電話やラジオなど音声に関する技術の方が普及しました。音でどのように情報を伝えるか、どのような話し方をするか、アナウンサーの方々は非常に苦労されており、多くの経験の蓄積があるようです。それでも、聴覚の特徴は人それぞれなので、災害発生時のアナウンスの仕方も非常に工夫が必要とされています。津波の危険性をアナウンスするときにも、弱すぎると切迫感がないですし、強調すれば、感覚過敏のある人は、強い不安や恐怖を感じ、混乱して怒り出す場合もあります。テレビやスマートフォンでは、聴覚的な情報発信だけでなく視覚的な情報発信を組み合わせて、冷静に判断し重篤な事態を回避するための効果的な情報発信の方法の開発が期待されます。

また、目覚まし時計をはじめ警告音を鳴らす機器や、エアコンや掃除機などモーターの音が大きい機器は、現代生活に不可欠です。耳は起きているときだけでなく、睡眠中も外部環境の情報を集めます。耳をふさぐと、危険の察知に支障をきたしますし、アラームを聞き逃しスケジュールを予定どおりこなせません。社会生活で聴覚の果たす役割は大きいものです。聴覚の特徴が独特だと、一日中気が休まりません。聴覚過敏があると現代社会で困ることはたくさんあります。騒音の苦情は、苦情の中で最も多いものの一つです。学校の音が騒がしいと不登校になるかもしれません。外の世界が騒がしいと感じると、ひきこもりになるかもしれません。

聴覚過敏への配慮には様々な対応が考えられ、社会全体の理解が必要です。聴覚過敏には耳栓やイヤーマフなどをつければいいと考えるかもしれませんが、聴覚過敏のある人は触覚過敏のある人も多く、長時間はつけられません。また、外出するときに耳栓やイヤーマフをつけっぱなしだと、警告音が耳に入らず周りの危険に気づきません。生活場面でできるだけ騒がしくないような音環境を配慮する必要がありますが、そのためには周りの人の理解が不可欠です。家庭環境は自分の感覚の特徴に応じてアレンジできますが、学校や職場、その他の公共空間ではそうはいきません。社会全体の理解が必要になります。聴覚の困りごとのある人への配慮のために、社会への啓発が重要です。

2-4 外から見える問題と本人が感じている困りごととは対応しない

- 周りから見える感覚の問題と本人が感じている困りごととは、必ずしも対応しません。
- 感覚刺激に対する行動パターンだけを見て本人の感覚の特徴を理解するのは難しいことです。
- どのような感覚の特徴がどのように行動に影響しているか、様々な状況での感じ方や行動から総合的に考えます。

周りから見える感覚の問題と本人が感じている困りごととは、必ずしも対応しません。感覚の問題は生まれつきのことが多く、本人だけでなく家族も同じような特徴を持っていることが多いものです。聴覚過敏のある人でも、生まれつき静かで落ち着いた環境で生活していれば、過敏を意識することはないでしょう。感覚の問題は、程度がひどくて生活に大きな支障がない限り、本人には自覚されないことが多いのです。

また、感覚の特徴を周りの人がとらえるのは容易ではありません。感覚刺激に対する行動パターンだけを見て本人の感覚の特徴を理解することは難しいのです。行動パターンとしての感覚探求や感覚回避と、特徴としての感覚過敏や感覚鈍麻とは、必ずしも対応しません。外から見える行動パターンと本人の内面での受け止め方や内面で考えていることは異なる場合があることは、精神医学において古くから大きなテーマです。聴覚過敏の特徴が、本人に直接質問した場合と、実際に音を聞いてもらって生理学的に評価した場合とで、異なっていたという研究もあります。自分は聴覚過敏でないと思っていても、実際に音を聞いてみると小さな音でも不快に感じる方もいます。過敏か鈍麻かは本人は自覚しにくく、周りからもわかりにくい場合があることは常に意識しておきましょう。質問紙による自己評価や周りの人からの聞き取りなど他者評価だけでは不十分な場合、詳しい心理検査や知能検査、脳波検査などを行う必要もあるでしょう。

また、感覚の問題をもつ人はコミュニケーションのパターンが独特なため、本人の感じ方が周りの人に適切に伝わらないことがあります。本人の話す内容を字義どおりに受け止めて、わかった気にならないことが重要です。本人が感じていること、考えていることを理解するためには、本人特有のパターンを理解する必要があります。

どのような感覚の特徴がどのように行動に影響しているか、様々な状況での感じ方や行動から総合的に考えます。本人からだけでなく、家族や身近な専門職など多くの関係者から情報を集めて、丁寧に状況を整理しながら考える必要があります。本人自身が気づいていないことを周りの人が気づいている場合もあるでしょう。本人が何を考えているかは、周りにいる多くの人たちからの情報を総合して推測し、判断する必要があるでしょう。地域の多職種多領域の連携の中で、少し時間をかけてスモールステップで、お互いが理解を共有しているか確かめながら対応するという作業が必要になります。

コラム5　外的表現型と内的表現型

少し精神医学の専門的な話になります。外から見える行動パターンと、本人の内面での受け止め方や内面で考えていることとは異なる場合があります。心理学、精神分析学においても古くから、客観的な外的事実と本人の主観的な内的（心的）現実とは区別して考えなければいけないとされてきました。本人の考えていることは、本人の行動からは理解しにくい場合があります。本人が何を考えているかを推測するためには、周りにいる多くの人たちからの情報を総合して判断する必要があるでしょう。意識的に行動をとっている場合もあれば、無意識の行動のときもあります。本人自身が気づいていないことを周りの人が気づいているときもあるでしょう。

　最近の精神医学の考え方で、外から見える精神症状や社会生活機能を外的表現型（エクソフェノタイプ exophenotype）、本人の知的な能力や物の

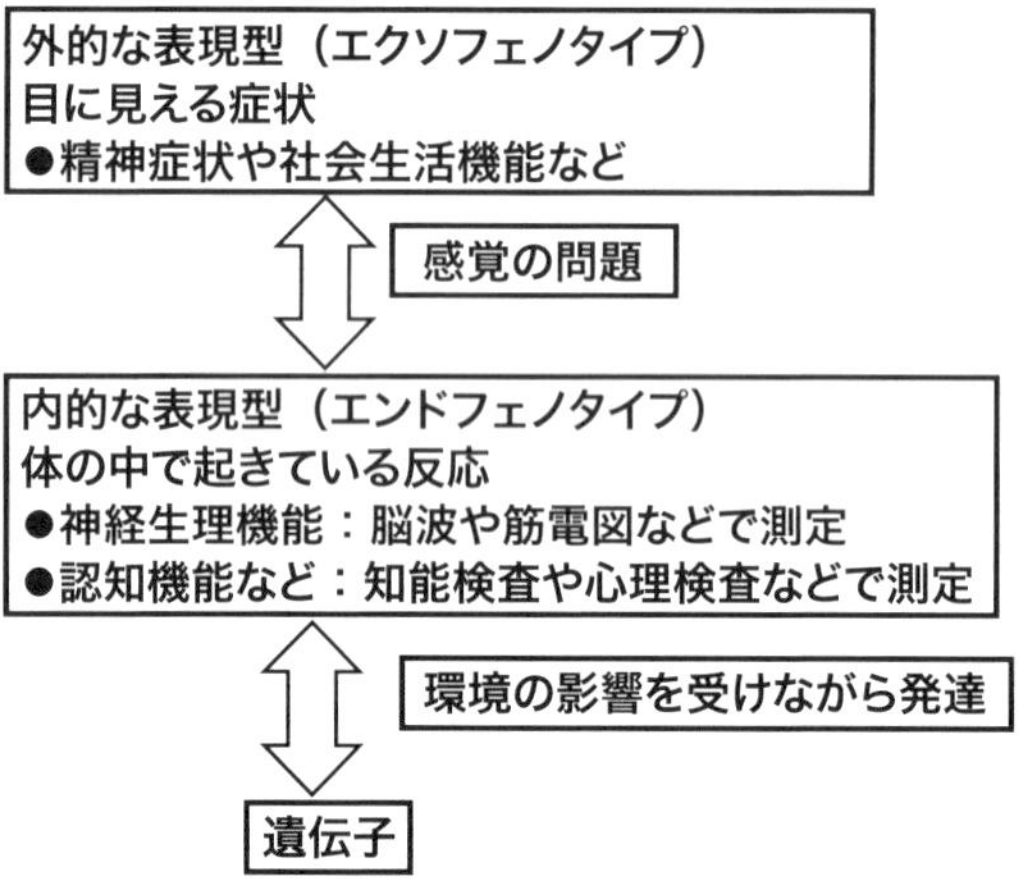

図2　エンドフェノタイプとエクソフェノタイプ

とらえ方などの認知機能や脳波や筋電図などの神経生理学的機能を内的表現型（エンドフェノタイプ endophenotype）と呼ぶことがあります。多くの研究で、精神疾患もつ人の社会生活機能は、幻覚や妄想などの精神症状よりも、認知機能や神経生理機能と関連が強いと報告されており、内的表現型の重要性が認識されています。

2-5 発達によって目立たなくなる特徴とライフステージを通して残る特徴

● 感覚過敏などの特徴は生まれつきのもので、幼少時の特徴は成人になっても大きくは変わりません。
● 感覚探求や感覚回避などの行動パターンも大きくは変わりませんが、環境や生活状況の変化などで対処行動が変化する可能性はあります。
● 感覚の問題が最も目立つのは、小学校入学前後、特に小学校低学年ころですが、思春期以後は少しずつ目立たなくなります。
● 感覚の問題が見られるときは、少しずつ環境調整しながら適応をうながします。

ライフステージごとに感覚の問題がどのように現れるかを知っておきましょう。感覚過敏などの特徴は幼少時からのもので、成人になっても大きくは変わりません。三つ子の魂百までもといいますが、3歳くらいまでに完成した感覚の特徴は、その後大きくは変わりません。

感覚に関わる脳の神経系は、妊娠中の母胎の中にいるころからはじまります。多くの感覚系は生まれる前に完成しています。ただ、聴覚に関しては、生後も発達し続けると言われています。

胎児の聴覚の発達に関して、一般には妊娠20週頃に胎内の音が聞こえるようになり、妊娠30週ころに外界の音・声が聞こえるようになると考えられています。生まれたころには音は聞こえていますが、聴覚の情報処理に関連する神経系のネットワークの髄鞘化（ミエリン化）はまだ完成しておらず、2歳前後まで成長すると考えられています（3 - 2参照）。髄鞘（ミエリン）は、神経の周りを包む鞘（さや）のようなもので、神経の中を伝わる情報が、神経にそって伝達しやすいようにします。髄鞘化が進むと神経の伝達速度が速くなり、情報伝達のネットワークがスムースになります。自閉症スペクトラムのように3歳前後に感覚過敏などの特性が目立ってくる障害をもつ人は、扁桃体など情動に関わる大脳の辺縁系と感覚情報処理を行う神経系とのつながりに特徴があることも報告されています。

そのため、3歳くらいまでの生活環境、特に音環境は、聴覚神経のネットワークの形成に大きな影響を与えると考えられます。聴覚過敏のある人が、急に聴覚鈍麻になることは、ほとんどないでしょう。感覚探求や感覚回避などの行動パターンも大きくは変わりませんが、環境の変化や生活状況の変化に伴い、対処行動が変化する場合はあります。

感覚の問題が最も目立つのは、小学校入学前後、特に小学校低学年ころです。子どもは保育園や幼稚園のころから集団で過ごし始め、小学校低学年に入ると集団での学習指導が始まります。少しずつ集団の中で、聴覚や視覚を通した情報伝達が増えてきます。小1プロブレムと言われますが、集団での学習に適応できずに、教室から飛び出したりする場合もあります。思春期になって、脳の前頭葉が発達し始めると、行動を抑制するための神経ネットワークが発達し、自分の行動をコントロールする能力が成長します。そうなると、少しずつ環境に慣れて我慢できたり、自ら不快な刺激を避けたりして、感覚の問題は目立たなくなってきます。それまでは、少しずつ環境調整しながら環境に慣れて適応するのを待ちます。本人の成長のペースに合わせて、無理せずスモールステップで少しずつ慣れていきます。

第3章　感覚の問題のメカニズム

3-1　発達過程における感覚の問題

- 感覚に関わる脳の神経発達は、出生前から始まり、出生後も続きます。
- 聴覚に関わる脳の神経系の発達は、2歳前後まで続き、言葉やコミュニケーションの発達に影響します。
- 思春期になると、脳の表面の大脳皮質が発達し、情報を整理して行動を計画する能力、感情をコントロールしながら行動をコントロールする能力が発達します。
- 感覚の特徴が独特だと、情報処理に関わる神経の発達に影響をもたらすので、周囲ができるだけ早く本人の感覚の特徴に気づき、特徴に応じた支援をしましょう。

感覚に関わる脳の神経発達は、出生前から始まり、出生後も続きます。例えば、母親の妊娠中、おなかの中の赤ちゃんにも何かが聞こえています。おなかの中の赤ちゃんが、おなかの外の音に反応することは、よく知られています。出生後は、外の音はもっと大きく鮮明に聞こえ、聴覚神経系とその他の脳の神経とがつながります。

特に聴覚に関わる脳の神経系の発達は、2歳前後まで続きます。自閉症スペクトラムは、1歳半ころから特性が認められ、3歳頃からはっきりしてきます。三つ子の魂百までといいますが、3歳くらいまでに形成された特性の中には、一生大きな変化のないものもあります。自閉症スペクトラムの人には感覚の問題がよくみられ、自閉症スペクトラムの神経発達の研究成果を知ると、感覚の発達について理解が深まります。

聴覚の発達は、言葉やコミュニケーションの発達に大きく影響します。自閉症スペクトラムでも、言葉やコミュニケーションが独特なことが知られています。母国語に特有のリズム（韻律）などの獲得は、1歳までになされることが知られていますが、自閉症スペクトラムでは、韻律が独特なことも知られています。感覚の問題が独特な場合、出生早期の言葉の発達にも影響すると考えられますので、早期発見と早期の支援、特に乳幼児期の音環境保全は非常に重要です。

思春期の第二次性徴の頃になると、脳の表面の大脳皮質、特に前頭葉が発達し、行動を抑制したり、情報を整理して行動を計画したり、感情をコントロールしたりするための神経ネットワークが形成され、行動をコントロールする能力が発達します（2‐5、3‐2参照）。自閉症スペクトラムの感覚の問題が最も目立つのは6～9歳頃で、これは集団での学習が始まる小学校の低学年のころです。10歳以後、いわゆる前思春期から思春期以後になると、子どもたちは成長し学校生活にも慣れ、感覚の問題は目立たなくなりますが、うつ病や統合失調症などの精神障害や不登校が増えます。

感情や行動のコントロールのために、小学校低学年のうちに学校生活に適応し、本人の感覚の特性に応じて少しずつ学校環境での感覚刺激に慣れることが非常に重要です。低学年の子どもは不快感を言葉で上手に表現できない場合もあり、周りの大人が子どもたちの感覚の問題を常に意識する必要があります。

感覚の特徴が独特だと、このように、言語やコミュニケーションの発達、感情や行動のコントロールの発達に大きな影響をもたらすので、周りの大人ができるだけ早く本人の感覚の特性に気づき、支援してあげます。感覚の特徴の問題は、周囲の人だけでなく本人も気づいていない場合があります。そのため、本人や家族、医療や福祉、教育など様々な専門領域の支援者が、感覚の特徴が社会生活に与える影響を理解し、円滑な連携のもと情報共有することが望まれます。

3-2 神経の独特なつながりぐあい

- 感覚の問題を持つ方、特に自閉スペクトラムなどの発達の問題を持つ方は、脳の神経のつながり具合が独特だと考えられています。
- そのため、反応の仕方や考え方が独特になっているのかもしれません。
- 独特な反応によって困りごとが生じた場合は、少し止まって、ゆっくりと状況を見極めながら進めます。

感覚の問題を持つ方、特に自閉スペクトラムなどの発達の問題を持つ方は、脳の神経のつながり具合が独特だと考えられています。脳神経画像研究、例えば頭部ＭＲＩや脳波、脳磁図などの神経生理学的研究の成果によると、自閉スペクトラムの人は、神経のつながり具合が定型発達の人と異なる場合があります。一般的には刺激に反応して活動の同期が認められるような脳の部位が、同期していないことがあります。また反対に、一般的には同期しないような部位が同期していることもあります。大脳皮質という脳の表面部分どうしが独特なつながり方をしている場合もあれば、感情や情動と関わる大脳辺縁系という部分と大脳皮質とのつながりが独特な場合もあります。大脳辺縁系のうち不安などの感情に関わる扁桃体という部分がありますが、その扁桃体と大脳皮質とのつながりが独特という報告もあり、そのことが、感覚刺激に対する過敏や鈍麻などと関連するのかもしれません。

なぜこのようなことになっているのか、その原因はよくわかりません。ただ、聴覚に関していえば、聴覚情報処理に関わる神経系の発達は、生後2歳くらいまでの間に髄鞘（ミエリン）化が進んで、ネットワークが形成されるといわれています。感覚の問題を持つ方は、この過程がどこか独特だったのかもしれません。他にも様々な仮説があります。

そのために、反応の仕方や考え方が独特になっているのかもしれません。

独特な反応によって困りごとが生じた場合は、無理に解決しようとすると、予期しない反応がみられるかもしれません。まずは感情が落ち着くようにクールダウンするために、一旦少し休止して、ゆっくりと状況を見極めながら進めます。

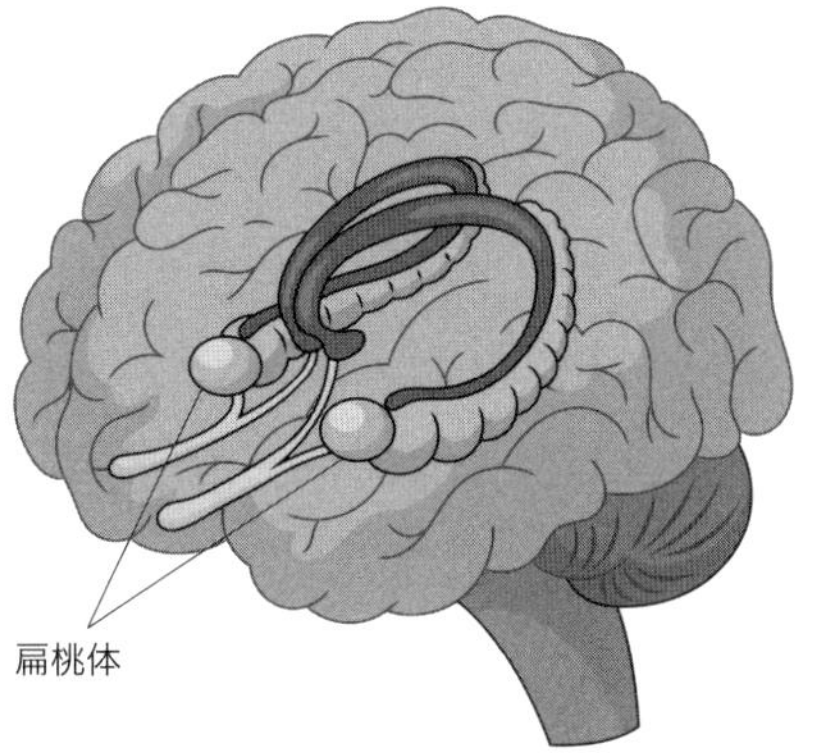

図３　扁桃体は，左右の側頭葉の内側に位置し，感覚連合野（視覚・聴覚・嗅覚・味覚・体性感覚）や前頭葉から入力を受け，海馬，視床下部，視床，脳幹など自律神経や行動，記憶に関連する脳部位などに出力を送り，身体・行動・認知の反応を引き起こします。

3-3 反応速度が遅いのは、いろんなことを考えているから

- 感覚の問題を持つ方、特に自閉スペクトラムなどの発達の問題を持つ方は、刺激に対する反応速度が遅いことがあります。
- 反応速度の遅さは、心理学的な検査や脳波などの生理学的な検査でもみられます。
- 反応速度が遅いから考えるのが遅い、知的に低いというわけではありません。
- 反応速度が遅いのは、丁寧に考えすぎていたり、こだわりが強かったり、いろいろなことを考えすぎている場合もあります。
- ゆっくり本人のペースに合わせて少しずつ情報を提示します。
- 耳からの情報処理が難しい場合、見える形で視覚的に示しましょう（視覚支援）。

感覚の問題を持つ方、特に自閉スペクトラムなどの発達の問題を持つ方は、刺激に対する反応速度が遅いことがあります。反応の遅さは、心理学的な検査では処理速度の遅さに表れることがあり、脳波や脳磁図などの生理学的な検査にも見られます（コラム6参照）。

反応速度が遅いからといって、知的に低いわけではありません。反応速度が遅いのは、丁寧に考えすぎていたり、こだわりが強かったり、いろいろなことを考えすぎている場合もあります。いろいろなことが心配になって不安が高まり、間違えないように何度も確認して、ゆっくりになる場合もある

でしょう。自閉症スペクトラムでは脳の神経のつながり具合が独特なので、少しの情報でも、いろいろなことを考えすぎてしまうのかもしれません。情報が増えると、いろいろなことを考えすぎて、処理しきれなくなり、混乱する場合もあるかもしれません。

刺激は、本人のペースにあわせてゆっくり、スモールステップで少しずつ提示します。また、混乱しないように、前もって予測可能なように、変化はゆっくりがいいでしょう。耳からの情報は、録音したり書き残したりするのでなければ、頭の中に覚えていないと消えていきます。耳からの情報入力が速くて多いと、自閉スペクトラムをもつ人は情報処理に支障をきたすでしょう。一方、目からの情報の多くは残ります。耳からの情報処理が苦手な場合、音だけでなく見える形で視覚的に情報を提示する（視覚支援）といいでしょう。

コラム6　聴覚情報処理に関する研究

耳から音が聞こえた時の脳の神経を脳波や脳磁図などでミリ秒単位で測定したときにみられる反応はこれまで幅広く研究されてきました。自閉症スペクトラムにおいて最も研究されているのは、N100あるいはN1などと呼ばれる、聴覚刺激提示後100ミリ秒（0.1秒）程度以内に見られる反応です。自閉症スペクトラムでは定型発達と比べて、これらの反応のピークの振幅が小さく、反応のピークまでの時間（潜時）が長くなっているという報告が多くあります。自閉症スペクトラムのモデルマウスでも、N1と似た脳波の成分の潜時が長くなっているという報告が多くあります。

N1のような潜時の比較的短い反応は、耳から音の刺激が聞こえて、聴神経から脳幹という場所につながり、大脳の表面の聴覚野に刺激の情報が至るまでの段階の反応を反映する成分です。この段階で既に聴覚情報処理の非定型性が自閉症スペクトラムで認められるのであれば、その後の、より高いレベルの情報処理を行う前頭葉にいたるまでの高次の聴覚情報処理機能においても非定型的な反応が認められることは容易に考えられます。このような反応の遅さの原因は、まだわかっていません。ただ、聴覚にかかわる脳の神経の髄鞘化（ミエリン化）が生後2歳くらいまで行われることを考えると、髄鞘は神経伝達速度に影響するので、髄鞘化が影響しているかもしれません（2-5、3-2参照）。

3-4 こだわりが強くて、想像力が乏しい

- 感覚の問題がある場合、情報の処理の仕方や過ごせる環境に制約が出ます。
- そのため、興味や関心、行動に制約が出て、パターンが限られてきます。
- 一方で、それ以外のことには興味や関心がなく、そのため想像力が乏しくなります。
- その結果、何かに没頭したり、こだわりが強くなる場合があります。
- 逆に、こだわりが強く、想像力が乏しい人は、何か感覚の問題をもっていないか考えるといいでしょう。

感覚の問題がある場合、受け入れられる刺激の種類が制約されます。そのため、情報の処理の仕方や過ごせる環境に制約が出てきます。

さらに、興味や関心、行動にも制約が出てきます。興味や関心の幅が狭まり、行動パターンが限られてきます。そして、それを繰り返すようになります。すなわち、興味や関心、行動が限定的で反復的、常同的な状態です。こだわりの強さは、様々な面に出てくるでしょう。習慣や規則などに固執し執着すると、柔軟性が乏しくなり、想像力が乏しくなります。そのため、自分の関心のあるもの以外を許容できなくなってきます。

また、想像力が乏しくなると、それ以外のことには興味や関心がなくなります。その結果、何かに

没頭したり、こだわりが強くなっているようにみえる場合があります。関心のないものには、注意や集中が続かない場合もあります。

このような特徴は、自閉症スペクトラムによくみられるものです。自閉症スペクトラムの特性は、対人コミュニケーションの問題と限局的反復的行動（restricted and repetitive behaviors）の問題の二つの特性があります。最近、後者の特性の中に、感覚の問題が含められるようになりましたが、感覚の問題を持つ人の中には、診断はつかなくても、自閉症スペクトラムによくみられる特性を持つ場合があります。自閉症スペクトラムの診断はつかなくても、それに準じた環境調整や生活上の配慮を行うと、生活上の問題が軽減されることもよくあります。このような視点は、医療や福祉、教育など様々な立場の人がもっているといいでしょう。

逆に、こだわりが強く、想像力が乏しい人は、感覚過敏や感覚鈍麻などの感覚の問題をもっているかもしれません。聴覚、視覚、触覚、味覚、嗅覚、前庭覚など様々な感覚の問題がないか考えるといいでしょう。

こだわりが強く、想像力が乏しいと、出来事を予定外、想定外と受け止めやすく、そうなると、驚いて頭に血が上り、混乱して激昂したりパニックになったりすることもあります。そのような場合、まずは刺激の少ない状況でクールダウンし、落ち着いてからスモールステップで少しずつ対策や配慮について相談するといいでしょう。

3-5 言葉や知能の発達との関連

- 感覚の問題は、情報の受け止め方に関わり、言葉や知能の発達に大きく影響します。
- 子どもは文字を覚えるより先に、耳からの情報で言葉を覚えます。
- 言葉のリズムや抑揚は、生後1歳くらいまでに獲得されます。
- 乳幼児期の音環境は、子どもの言葉や知能の発達にとって非常に重要です。

感覚の問題は、情報の受け止め方に関わり、言葉や知能の発達に大きく影響します。そのため、生まれたときから感覚の問題がみられる場合、言葉や知能の発達の仕方が独特になる場合があります。感覚の特徴の問題は乳幼児期の言語発達に関連するという報告もあります。したがって、乳幼児期から感覚の特徴に注目し、早期に対応することは、その後の言語や知能の発達の支えになる可能性が考えられます。

子どもは文字を覚えるより先に、耳からの情報で言葉を覚えます。言語の発達には、聴覚の機能の発達が欠かせません。耳から聞いた言葉のリズムや抑揚は、それぞれの国で異なりますが、子どもは生後1歳くらいまでに母国語のリズムや抑揚を獲得すると考えられています。言葉のリズムや抑揚を覚えた後に、言葉の意味を覚えます。子どもが初めて言葉を話すのは、だいたい1歳くらいです。いくつかの音の集まりが、一つの言葉になることがわかります。そのため、耳でどのように聞こえているかということが、言葉の獲得に重要な影響をもたらします。聴覚情報処理が独特だと、言葉のリズムや抑揚も独特になり、言葉や知能の発達が独特になるかもしれません。

聴覚系の神経回路の発達は他の感覚系よりも遅く、出生後も髄鞘化が進み生後2歳程度で完成し、生後経験する環境音からの刺激が長くその後の神経発達や認知機能に影響することが、基礎的・臨床的研究から報告されています（2‐5、3‐2参照）。

乳幼児期の音環境は、子どもの言葉や知能の発達に重要です。できるだけ落ち着いた環境の中で過ごせるようにして、音や言葉の聞き取りに支障をきたさないように配慮します。そして、本人のペースで言葉や知能が発達できるように促します。

3-6 感覚の問題と不安との関連

- 感覚の問題、特に感覚過敏は、不安と関係が強いことが報告されています。
- 感覚過敏の強い人は不安も強く、逆に不安が高まると、感覚の問題が目立ちます。
- 感覚過敏がある人は、不安が高まると怒りだすこともあります。
- 怒りっぽいのは、感覚過敏のある人が不安を強めているせいかもしれませんので、不安な気持ちを理解してあげて、まずは不安を和らげます。

感覚の問題、特に感覚過敏は、不安と関係が強いことが報告されています。例えば、感覚過敏のある人は、強い刺激が苦手なので、そのような刺激を恐れ、不安に感じます。また、不安が高まり落ち着かなくなると、落ち着いているときには我慢できていた刺激も我慢できなくなり、感覚過敏の特徴が目立つこともあります。感覚過敏の強い人は、不安も強いと考えられます。些細な刺激に反応しやすく、不安を感じやすいのでしょう。不安が高まると、感覚の問題が目立ってくることも知られています。安心できる状態では我慢でき、気にならない程度の刺激でも、不安が高まってくると、見過ごせなくなり、我慢できず反応してしまうのでしょう。

不安が高まると、激昂し怒りだす人もいます。安心できる状態では落ち着いて会話や行動ができる人も、不安が高まると混乱してしまい、パニックにおちいり、怒ってはいけないような状況で怒ってしまうのでしょう。感覚過敏のある人は、不快刺激を回避または排除しがちですので、不快刺激が近づくと不安になり、何とかそのような状況をなくそうとして怒り出すのでしょう。

自閉症スペクトラムは感覚が独特で、感覚過敏や感覚鈍麻などが見られることが知られています。神経のネットワークに特徴があり、感覚情報処理のネットワークと、脳の中の辺縁系、特に扁桃体という情動に関連する部位とのつながりが独特であると考えられています（2-5、3-2参照）。感覚の特徴が独特な人は、刺激を感じたときに扁桃体などの辺縁系とのつながりが独特なので、過敏に感じたり、鈍感に感じたりするのかもしれません。

そのように考えると、怒りっぽい人の中には、感覚過敏のある人、不安を感じやすい人もいるかもしれません。怒りっぽいのは、感覚過敏のある人が不安を強めているからかもしれません。不安な気持ちを理解してあげて、安心してもらえる状況の中で、少しずつクールダウンして、落ち着いてきたら、冷静に会話ができるようになるかもしれません。

ただ、怒られると、たいていの人は不安になります。大きな声で怒られると、感覚過敏のある人は混乱して怒り出し、火に油を注ぐようなことになりかねません。互いに冷静に対応するためには、できるだけ早めに距離を置いて、クールダウンしましょう。あるいは、冷静に対応してもらえる第三者に間にはいってもらうことで距離を置くのもいいでしょう。

3-7 過敏と痛みやトラウマとの関連

- 感覚過敏のある人は痛みを感じやすいので、傷つきやすく、トラウマ（外傷）を体験しやすい場合があります。
- トラウマを体験しやすいと、回避的になったり、警戒して懐疑的になったり、被害的になりやすいことがあります。
- トラウマの対応では、感覚過敏の存在を考慮すると、対応がスムースになるでしょう。

感覚過敏のある人は弱い刺激でも痛みを感じやすいので、傷つきやすく、トラウマ（外傷）を体験しやすい場合があります。トラウマとは外傷のことですが、心的外傷をトラウマということが多くあります。過敏な方はトラウマを感じやすいと理解していいでしょう。

トラウマを体験しやすい人は、回避的になったり、警戒して懐疑的になったり、被害的になりやすい場合があります。傷つきやすい人は、これ以上傷つきたくないので、不快な刺激を避けがちで、警戒が強く懐疑的で、被害的になりやすい人もいるでしょう。そのため、できるだけ不安を感じないように、スモールステップで少しずつ安心してもらいながら接します。トラウマの対応では、感覚過敏の存在を考慮すると、対応がスムースになるでしょう。

児童虐待などで、トラウマの存在について議論されることが多くあります。児童虐待では、虐待をする親も、自分の親から虐待を受けた経験があることが多く、これを世代間連鎖といいます。感覚の側面から考えると、感覚過敏のある親は、些細なことで不安を感じ、怒りっぽくなり、激昂してしまった結果、子どもへの虐待にいたっているかもしれません。最近、加害者が何か障害を持っている場合、それに対する支援も再犯防止に必要と指摘されています。感覚過敏のある親が、虐待を繰り返さないためにも、虐待が起こった場合、被害者と加害者の両方の発達障害特性や感覚の特性などについて考えましょう。

主観的な痛みは理解しにくいものです。自分が痛みに鈍感か敏感かを問う研究では、痛みの感じ方の評価方法によって、結果は異なります。自閉症スペクトラムの方は痛みに鈍感なように見えることも多く、自分でも痛みの感じ方は普通かむしろ痛みに強いと思っています。ただ、注射の場面など、痛みを連想させる写真を見せて、どの程度痛いと思うかを問うような研究では、自閉症スペクトラムの方は、過敏になっていることが多いものです。痛みに過敏か鈍麻かに関しても、本人や周囲は気づきにくいのです。

痛みやトラウマがあるときは、刺激が強すぎるのか、本人が過敏なのか、どちらか判断しにくい場合、両方の可能性を考える必要があります。痛みに鈍感な場合も、傷ついていることに気づいていなかったり、あるいは人を傷つけていることに気づいていなかったりと、問題になることもあります。そのため、様々な可能性を考えながら対応することになるでしょう。

3-8 感覚の問題と、依存・嗜癖・没頭

- 感覚の問題がある人の中には、関心のあることに強いこだわりを持ち、没頭しやすく、何か特定の物や行動に対して嗜癖的な傾向や依存傾向がある場合があります。
- 逆に、嗜癖的、依存的な傾向のある人の中には、感覚の問題があるかもしれないと考えると、関わり方の糸口がつかめるかもしれません。

感覚の問題がある人の中には、関心のあることに強いこだわりを持つ人がいます。こだわりの強い人の中には、物事に没頭しやすい人がいます。没頭する対象は、仕事や勉強の場合もあれば、遊びや趣味の場合もあります。楽しくて没頭する場合もあれば、気晴らしや憂さ晴らしなど、ストレス解消の方法である場合もあります。

ストレス解消の方法に没頭する人は、何か特定の物や行動に対して嗜癖的な傾向や依存傾向をもつことがあります。感覚探求の傾向が強いと、刺激を求める傾向が強く、同じ刺激を繰り返し求める場合があります。いわゆる常同的な状態で、ストレスの対処方法が一つに決まっており、バリエーションが少ない状況です。そうなると、感覚探求傾向が強い人は、より強い刺激を求めて、さらに状態が悪くなるでしょう。

一度固定化した行動パターンは変えにくいものです。やめさせるのは難しいので、根気よく、他の

刺激、他の行動パターンに置き換えることになります。できるだけストレスの対処方法のバリエーションを増やして、多くの方法で気を紛らわすことを考えます。うまくいったら、肯定的に評価するメッセージを伝えて、褒めてあげます。

無理にやめさせると、他の人に気づかれないように、こっそり同じことを繰り返します。場合によっては、もっと適応的でないやり方を求めることがあります。そうなると、孤立化して問題をさらに深刻にします。

ただ、本人は気づかれないようにしているつもりでも、大抵はそのうち気づかれます。気づかれると、ついつい周りの人はネガティブにとらえがちです。怒ったり、あきれたりする場合もあるでしょう。そうなると、人間関係が悪くなり、孤立がさらに深まります。このようなときは、一方的に相手を攻めがちですが、互いに他に方法がなかったか考え直します。周りの人が、自分たちももっと何かすべきではなかったかと落ち込んでしまうことがあるでしょう。本人にも周りの人にも、支援が必要です。できるだけ、多くの人が同じ考えで同じ方向を目指して協力し合います。

逆に、嗜癖的、依存的な傾向のある人の中には、感覚の問題があるかもしれないと考えると、関わり方の糸口がつかめるかもしれません。できるだけ早期に気づいてあげて、できるだけ状況が軽いうちに、様々な立場の人が関わって、孤立を防ぎ、ストレスの対処方法のバリエーションを増やしてあげます。

第Ⅱ部　実践編——bio-psycho-socialの3つの視点から「感覚の問題」を支える

第4章　生物学的な視点に基づく感覚の問題への支援

4-1 不快な刺激を減らすツールを用いる

- 生活環境の特定の状況で不快な刺激を感じる場合、不快な刺激を減らすツールを用いると楽になるかもしれません。
- 特定の状況で不快な音を感じる場合、イヤーマフ、耳栓、ノイズキャンセラーなど、光がまぶしすぎる場合は、サングラスなど、市販のものが使えます。
- 周りの刺激を感じることを減らすためのツールなので、安全を確認したうえで使い、不必要に長時間使わない方がいいでしょう。
- 聴覚過敏のある人は触覚過敏もありがちで、長時間装着できません。
- 感覚過敏のためツールを利用していることを周囲の人が理解する必要があります。周りの理解が得られたら、音や光などの刺激を減らすためのパーティションや壁、クールダウンスペースなどを設置すると有効な場合もあります。
- 周りの人と相談しながら、取り組みやすいものからスタートして、少しずつ本人の特性に応じてアレンジしましょう。

感覚の特徴の問題に対応するため、不適応行動を誘発するような不快な感覚刺激を減らしたり遮断したりできるようなツールを用いることは、最も簡単で手っ取り早い方法の一つです。ただ、それだけでは限界もあるため、メリットとデメリットを考え慎重に用いるべきです。

例えば、聴覚過敏がある人は、耳栓やイヤーマフ、ノイズキャンセラーなど、視覚刺激に過敏な人は、サングラスや偏光グラスなどを用いる場合もあるでしょう。ただ、聴覚過敏や視覚過敏のある人は、触覚過敏もある場合も多く、長時間の使用は難しいでしょう。最近は使用感のよい耳栓の開発も進められており、今後の工学系の進歩が期待されます。

感覚刺激を減らすツールは、安全な状況であることを確認した上で用いる必要があります。アラーム音や警告サインの聞き逃し、見逃しは大変危険です。過敏な感覚は、生体への侵害刺激を敏感にとらえるという意味で、それ自体は有害なものではありません。とくにアラーム音の検知は、我々の日常社会生活を営む上で欠かせません。

学校や職場などでツールを用いる場合、周囲の理解が不可欠です。授業や仕事に参加していないように受け止められないように理解してもらう必要があります。

周りの人の理解が得られれば、音や光などの刺激を減らすためのパーティションや壁、クールダウンスペースなどを設置すると有効な場合もあります。音を減らすには、吸音効果や遮音効果の高い材料を使うといいでしょう。光刺激を減らすには、材料の透過性に気をつけるといいでしょう。小さくて簡便に作成できるクールダウンスペースを設置することも有効かもしれません。

感覚過敏に対応する場合、感覚過敏そのものが問題とされるべきではなく、支援ニーズのアセスメントが重要で、無理な支援は禁物です。感覚過敏のある人本人や家族、他の支援者と相談しながら、可能な限り先の見通しが持てるように、スモールステップでゆっくり、感覚刺激の頻度や強度を変え、その都度効果判定しながら、少しずつ対応していきます。

4-2 対処行動のバリエーションを増やし、状況に対応できるように支援する

- 不快な刺激に遭遇した時にどのような対応がとれるか、対処行動のバリエーションを増やしていくと、過ごしやすくなります。
- 生活環境における特定の状況で不快な刺激を感じる場合、不快な刺激を減らすツールやクールダウンスペースを用いると楽になるかもしれませんので、状況に応じてそれらをどのように使い分けるか、事前に相談しておきましょう。
- 感覚の問題で困る状況は様々な生活場面でありますが、急に対処行動を変えることは難しい場合もあるので、身近な人と相談しながら、前もって少しずつ考えましょう。

不快な刺激に遭遇した時にどのような対応がとれるか、対処行動のバリエーションを増やしていくと、過ごしやすくなる場合があります。不快な刺激を減らすように環境調整ができるといいですが、すぐには難しい場合もあります。不快な感覚刺激の中には回避できるものもあれば、アラーム音など回避できないものもあります。また、回避してばかりだと、回避的な傾向が定着する可能性もあります。そのため、少しずつ対処行動のバリエーションを増やしましょう。適応的な対処行動の獲得という成功体験をスモールステップで積み重ね、切れ目のない支援により、それを将来につなげていきま

しょう。

生活環境における特定の状況で不快な刺激を感じる場合、不快な刺激を減らすツールやクールダウンスペースを用いると楽になるかもしれませんので、状況に応じてそれらをどのように使い分けるか、事前に相談しておきましょう。また、作業療法の領域では、センサリーダイエット（sensory diet）という方法があります。感覚探求行動を完全に抑止するのではなく、求めている感覚刺激を、より社会的に受け入れられやすい形で効率的に得られるようにする方法です。感覚刺激が入る活動を日常生活のスケジュールに組み込むことで、不適応的な感覚探求行動を、より適応的な代替行動に置き換え、社会生活を送りやすくしましょう。例えば、水遊びをやめない子どもに皿洗いや風呂掃除などの水仕事を手伝ってもらったり、授業中にうろうろしてしまう子どもに休み時間にトランポリンで跳ぶ時間を設定したりすることがあります。また、他の刺激に集中している場合、不快な感覚刺激への反応が軽減されることがあり、別な刺激を与えて不快な感覚刺激から注意をそらします。

いずれにしても、日常生活のスケジュールを大きく変えることは、感覚の問題を持つ本人だけでなく家族や周囲の支援者にとってもストレスが大きい場合があります。効果判定をしながら適応的な対処行動を考えます。様々な生活場面で、急に対処行動を変えることは難しいことがあるので、身近な人と相談しながら少しずつスモールステップで変えていきます。

自閉スペクトラム症の感覚の問題については、療育の分野で、感覚統合療法という、前庭覚・固有覚・触覚などの感覚の問題への支援を通じて他の感覚系に働きかけるような支援法があり、専門外の人でも一度は耳にしたことがあるかもしれません。こうした支援の有効性は経験的に知られていますが、効果を検証した研究は少なく、また研究デザインの問題（被験者数の少なさや追跡期間の短さなど）から、小児期や成人期の効果を適切に評価するには、さらに研究が進むことが期待されます。

4-3 ゆっくりスモールステップで——刺激の強さや量は、少しずつ上げる

- 感覚過敏のある人も、少しずつ刺激になれることで、生活上の支障を減らすことができる場合があります。
- 不快な刺激に慣れるために、まずは、本人が無理せずに過ごせる程度の弱い刺激を低頻度からスタートして、慣れてきたら少しずつ頻度や強度を上げます。
- 慣れるために強い刺激を何度も繰り返すと、トラウマになる恐れがあります。

感覚過敏などの特徴は生まれつきのことも多く、もともと感覚過敏だった子どもが大人になって感覚鈍麻になることはほとんどないでしょう。過敏でデリケートな特性が、他の人の目には入らないような細部への気づきにつながり、素晴らしい経験をすることもあるでしょうから、感覚過敏そのものを無理して変える必要はありません。感覚過敏のある人も、少しずつ刺激に慣れることで、生活上の支障を減らすことができる場合がありますので、感覚の特性を変えることよりも、生活に支障をきたさないような対処法を身に着けていくことを考えましょう。

不快な刺激になれるためには、低頻度の弱い刺激からスタートして、少しずつ頻度や強度を上げていきます。不快の程度が低い弱い刺激を、少しずつ頻度を上げながら繰り返し感じるようにすると、

不快に感じることが減ってきます。不快に感じなくなったら、少しだけ刺激の強度を上げてみます。少しだけ強度を上げたつもりが、我慢できない場合は、もとの強度に戻します。リハビリやスポーツのトレーニングなどでも取り入れられ、日常生活にも馴染みやすい方法です。

慣れるために強い刺激を何度も経験させるのは逆効果で、トラウマになる恐れがあります。我慢できるようになるためといって何度も経験させられることは苦痛でしょう。そのような苦痛な経験をさせた人や場所などの状況は、トラウマとなって強く記憶に残るでしょう。そのような人や場所を避けるようになり、そのうちひきこもってしまうかもしれません。

不安が高まると、気持ちが焦ります。そうなると、一発逆転とばかり、大技を狙いがちです。不登校が長くなっている生徒を、ある日から急に朝から夕方まで登校させても、2、3日しか続かないことが多いです。そうなると、それが失敗体験としてトラウマのようになり、再挑戦するのに、かなり時間を要する場合もあります。無計画に大技を繰り出しても、うまくいくはずがありません。まぐれでうまくいったときはびっくりするほど嬉しいでしょうが、味をしめて突拍子もない大技を続けがち

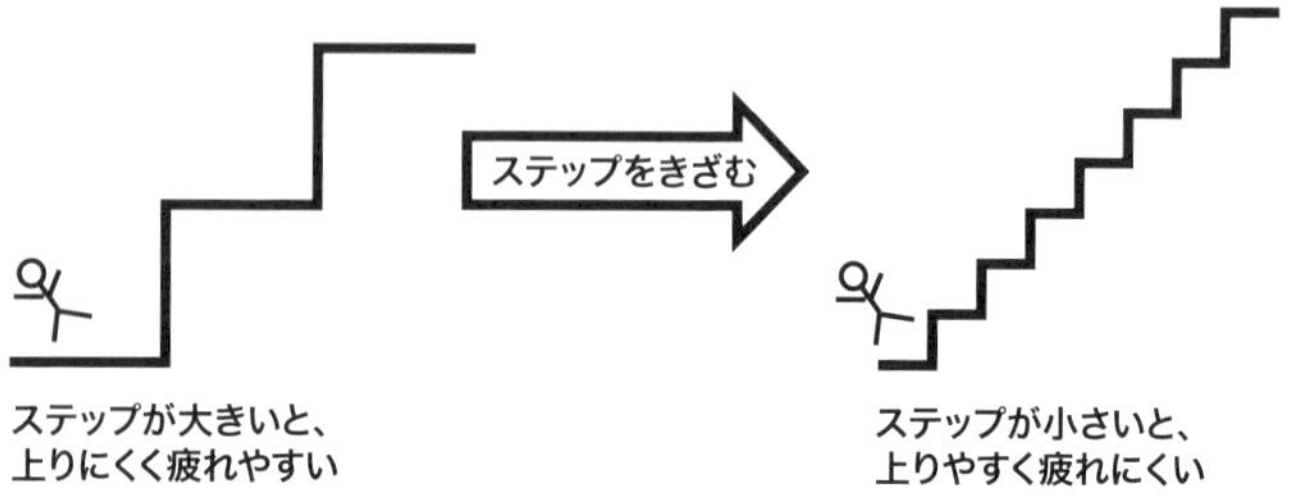
ステップをきざむ
ステップが大きいと、
上りにくく疲れやすい
ステップが小さいと、
上りやすく疲れにくい

図4　スモールステップでの取り組みのイメージ図

で、冷静に振り返れば、失うものの方が多いでしょう。

不安が高まったら、まずはクールダウンをして落ち着きましょう。そのうえで、スモールステップで計画的に、先の見通しを立てていきます。まずは、本人が無理せずに過ごせる程度の刺激からスタートし、慣れてきたら少しずつ強度を上げましょう。

4-4 メンタルヘルスの基本は安定した生活リズム

- 感覚の問題があると、睡眠や食事などの基本的な生活のリズムが乱れがちです。
- 感覚探求傾向が強く、没頭する傾向が強い人は、休養をとらなかったり、ゲームなどに没頭しすぎるなど、仕事や余暇の過ごし方に問題がある場合があります。
- 感覚の問題を持つ人がメンタルヘルスの問題を併発し、孤立しないために、その人なりに安定した無理のない生活リズムを維持できるような配慮が重要です。

感覚の問題があると、睡眠や食事などの基本的な生活のリズムが乱れ、不安定な場合があります。生活リズムが不安定になると、自律神経のバランスも不安定になり、様々な体の症状が出ることもあります。頭痛や腹痛、動悸などが代表的なものです。感覚の問題のある人は、日常生活を送る上で、しばしば様々な心身の不調を訴えます。

感覚探求傾向が強く、没頭する傾向が強い人は、休養をとらなかったり、ゲームに没頭しすぎるなど、仕事や余暇の過ごし方に問題があり、生活リズムが不安定になりがちです。学業や仕事、あるいは余暇のいずれかに没頭しすぎてしまい、生活のバランスが崩れ、次第に生活リズムが乱れる傾向があります。

睡眠や食事、余暇の過ごし方などの生活リズムは、メンタルヘルスの基本です。その人なりに、安定して規則的な無理のない生活リズムが重要です。安定した生活リズムに応じて決まった時間に学校や職場に行くことができれば、能力に見合った学業あるいは仕事をこなすことが可能です。朝起きにくくても、定時制の高等学校に休まず通えれば、卒業できるでしょう。しかし、生活リズムが安定しなければ、学校や職場に定期的に通うことができまず、周りが本人に合わせてくれるような環境以外では長続きしません。

感覚の問題を持つ人がメンタルヘルスの問題を併発しないためには、安定した生活リズムを維持できるような配慮が重要です。私たちの生活環境は、毎日、同じではありません。一年を通して季節は少しずつ変わりますし、天気は一日の中でも変わります。自然災害や人為災害に合うこともあるかもしれません。また、人間は夜行性ではなく、太陽が昇って沈むのに合わせて活動する動物です。このような状況の変化に対応するために、先を見通して、生活リズムを安定させる意識をもちます。一人では安定した生活リズムを維持することが難しい場合、誰かペースメーカーのような人が周りにいると、その人に同調してリズムを安定させやすくなります。できるだけ孤立せずに、周囲の人と相談しながら、生活リズムを整えましょう。

4-5 精神科の薬の使用について

- 精神科の薬を服用することで、不安が和らぎ、生活リズムが安定して、間接的に感覚の問題が和らぐ場合があります。
- 心身ともに体調がよければ何とか我慢できるような刺激も、心や体の調子が良くないときは我慢できない場合があります。
- 不安が強かったり、睡眠が十分とれなかったりで、いつもより感覚の問題が目立つときは、精神科や心療内科などの医療機関を受診して、精神科の薬の使用についても相談するといいでしょう。
- 服薬する際には、その適応と副作用に十分気をつけて、指示された用法と用量を守り、何か有害事象を認めたら、薬を継続するかどうか、処方された医師に相談しましょう。

精神科の薬を服用することで、不安が和らぎ、生活リズムが安定し、間接的に感覚の問題が和らぐ場合があります。感覚の問題を直接改善する薬は、現段階ではありません。ただ、不安や睡眠の問題などが改善し、情動が安定すると、感覚の問題が目立たなくなることがあります。

心身ともに体調が整っていれば何とか我慢できるような刺激も、心や体の調子が不安定なときは我慢できなくなる場合があります。逆に体調が不安定なときに我慢できない刺激も、体調が安定すると我慢できる場合もあります。体調を安定させ、気持ちを安定させることは非常に重要です。薬の効果で体調や気持ちが安定することで、感覚の問題も目立たなくなることがあります。

不安が強かったり、睡眠が十分とれなかったりで、いつもより感覚の問題が目立つときは、精神科や心療内科などの医療機関を受診して、精神科の薬の使用について相談するといいでしょう。その場合、不安や睡眠と感覚の問題がどのように関係するか、自分の中で意識します。感覚の特性を変えることは難しいですが、対処方法を考えていくことは可能です。

服薬の際には、その適応と副作用に十分気をつけて、指示された用法と用量を守り、何か有害事象を認めたら、薬を継続するかどうか、処方された医師に相談しましょう。

感覚の問題に対する薬物療法の報告は、症例報告や数例をまとめたケーススタディーがほとんどで、大規模な治験はありません。不安が和らぐことで感覚の問題が和らぐ方はいるでしょうが、長期的に感覚の問題に対して安全に使用できる薬の情報は現段階ではほとんどありません。そのため現段階では、医師が感覚の問題の治療として薬を処方することは、耳鼻科や眼科など一部の科で明らかに診断がつく病気がない限り、まずないでしょう。ただ、不安を和らげたり、睡眠を改善したりするために、精神医学的な薬を処方されることはあるでしょう。今後、研究が進んで、感覚の問題に対する薬の影響が明らかになることが期待されます。それまでは、感覚の問題に影響する精神症状などがないかと考えながら、少しずつスモールステップで対応しましょう。

第5章　心理学的な視点に基づく感覚の問題への支援

5-1 不安をやわらげて気持ちをおちつけることが重要

- 不安は、感覚の問題に大きく影響することが知られています。
- 不安が高く、周りの刺激に反応しやすく、感情的になりやすいときは、まずは不安をやわらげて気持ちが落ち着くようにクールダウンします。
- 環境調整やクールダウンの仕方を、普段から身近な人と相談しましょう。
- 必要に応じて精神科などで、不安を和らげるための薬を試してもいいかもしれません。

不安が高まると、感覚の問題が目立ってきます。気持ちが落ち着いていれば我慢できる刺激も、不安が高まっていて気持ちが落ち着かないと、我慢できなくなりがちです。不安が高まり、感覚の問題が目立ち始めると、さらに気持ちが落ち着かなくなります。そうなると悪循環に陥り、本人はもちろん、周りの人もつらい思いをするでしょう。

感覚の問題が目立ってきたら、不安が高まっていないか、不安に伴うストレスや疲労が高まっていないか振り返り、不安を和らげ、気持ちを落ち着かせましょう。不安を感じやすい人は、激昂しやすく、怒りっぽくなりがちです。逆に、怒りっぽく感情的になりやすい人は、不安を感じやすいのかもしれません。そのような場合も、本人が安心して過ごせるように、適宜クールダウンして落ち着いて対処できるようにしましょう。

不安を和らげる方法は様々です。落ち着いているときに、どのような対応が可能か考えましょう。その際、孤立しないことが重要で、自分一人で考えるのではなく、信頼のおける人と一緒に、具体的な場面を想像しながらスモールステップで少しずつ考えましょう。感覚の問題は本人だけでなく周りにも気づかれにくいので、様々な立場の人に相談しましょう。

感覚過敏は不安が強まると顕著となることが多いため、普段から不安を軽減し、情動の安定化を図りましょう。感覚の問題をもつ人は、見通しが持てない状況で情動が不安定になることが多いため、先の見通しが持てるよう、スケジュールを視覚的に提示するなどの工夫をしましょう（3 - 3参照）。また、周囲の人との人間関係がよくない場合は改善が必要です。感覚の問題に対する支援は、社会的コミュニケーションの問題に対する支援と併行しながら進める必要があります。

場合によっては不安を和らげる安定剤が有効ですが、薬には有害事象がつきものなので、まずは信頼のおける身近な医療機関に相談し、そこで解決しなかった場合に専門の医療機関の受診を考えるといいでしょう。ただ、内服薬の場合、服用して聞き始めるのに数十分程度かかります。また効果の強い薬は副作用が強く、副作用の少ない薬は効果も少ないことがあります。副作用の影響を最低限にして、適切な効果を最大限に得るためには、薬以外の対処が重要です。

クールダウンの方法を考えることも重要です。不安をもたらす刺激から距離をとれる場所、どの程度つらくなったらクールダウンするかのタイミング（時間）、周りに助けを求めたい場合に誰に相談するかなど、状況に応じて具体的に数パターン決めておきます。クールダウンでは一回目の成功体験が重要で、一度うまく不安が落ち着くのを待つことができたら、以後はスムースにクールダウンできるようになります。そのように先の見通しを立ててあげます。

また、普段から情緒が安定するように心がけ、環境調整をします。ある程度余裕をもった対応のためには、睡眠や食事など生活のリズムをできるだけ安定させます。ストレスや疲労がたまらないようにストレスマネジメントを行います。気晴らし、余暇活動も重要です。ただ、食事、睡眠、余暇活動などはいずれも、本人の感覚の特徴に応じた配慮が必要になります。普段からこまめに意識して周囲と相談し、安定して過ごせるような工夫と配慮が重要です。

5-2 信頼関係を築くために

- 感覚の問題で困っている人と支援者との間で適切な信頼関係を築くことは、安定した支援を行うための基本です。
- 感覚過敏のある人の中には、様々な状況で傷ついた経験を繰り返し、自己評価が低く、猜疑心が強く、被害的になり、安定した信頼関係を築きにくい場合があります。
- 一方で、信頼してはいけない人を盲目的に信頼してしまう場合もあります。
- 過敏で不安を感じやすく慎重な方々と適切な信頼関係を築くためには、不安が高まらないようにクールダウンや環境調整を行い、本人の特性に応じた配慮が必要です。

感覚過敏があり不安を感じやすい人の支援を行うためには、信頼のおける人の関りが重要で、安定した信頼関係を継続できるようにします。感覚の問題の対応には、様々な方法があり、様々な支援者が関わります。信頼関係がないと、支援を受ける場合も本人の受け入れが悪く、不信感につながり、支援が継続困難になったり不十分になったりする場合もありえます。感覚過敏のあるかたは、これまで様々な状況でうまくいかなかった経験を繰り返しており、自己評価が低く、猜疑心が強く、被害的になり、安定した信頼関係を築きにくい場合があります。そのため、感覚過敏のある人と、安定した信頼関係を継続できるような配慮や工夫が必要です。

感覚の問題を抱える人たちは、支援者と信頼関係を築くのが難しい場合もあれば、信頼しない方がいい人を容易に信頼してしまい、だまされやすい場合もあります。例えば、中高生など未成年の人が、ＳＮＳで知り合った成人の人たちに助けをもとめて、簡単に騙されて、大きなトラブルや事件、事故に巻き込まれるケースがあります。例えば実生活で自信をなくしているような不登校の中高生は、これまで安定した信頼関係を築いたことがなく、誰かに支援してもらいたいという気持ちを強く持っていることがあります。そうした場合、グルーミングと言われるような、現実生活ではありえないようほど親切な態度で近寄って来られると、初めて自分の気持ちがわかってもらえた気になって、相手の意図や状況を深く考えずに、言葉を字義通り、額面通りに信頼してしまい、簡単にだまされてしまうのです。そうならないためにも、身近な支援者と安定した信頼関係を継続していくことは、非常に重要です。

信頼関係は、幼少時期の愛着の形成と関係があるかもしれません。愛着は、母親との関係などの外的な要因や、子ども自身の特性などの内的な要因の相互作用によって、少しずつ形成されます。親の育て方などの環境的な問題だけ、あるいは発達特性などの子ども自身の内的要因だけで形成されるものではありません。ただ、温かい愛着形成ができていない場合、成人になっても関係づくりに難航する場合があります。そのような場合には、本人の特性への配慮に加え、環境面への対応も必要です。一人の支援者だけで全てをこなすことは無理なので、スモールステップで時間をかけて、複数の領域の支援者で支援できる体制をつくります。

過敏で不安を感じやすく慎重な方々と信頼関係を築くためには、本人の特性に応じた配慮をする必要があります。基本的には不安が強まらないように心がけます。不安が強まると、こだわりが強くなったり、拒絶的になったり、怒りっぽくなったりしますが、不安があるとは自身でも自覚しなかったり、周りから見てもわかりにくい場合があります。

信頼関係を築きにくい場合は、適宜クールダウンを取り入れたり支援体制整備を含めて環境調整しながら、少しずつスモールステップで信頼関係を築きます。

5-3 落ち着かなくなったときに備えてクールダウンの方法を具体的に準備する

- 気持ちが落ち着かないときは、クールダウンすることが重要です。
- クールダウンの方法は、身近な信頼できる人と普段から相談しておきましょう。
- クールダウンの方法を考えるときは、あらかじめできるだけ具体的にイメージできるように、場所・時間・人などについて、考えておきましょう。
- 落ち着かない状況は様々なので、頻度の高い状況から少しずつスモールステップで、クールダウンの方法を考え、状況の変化に応じて適宜改良しましょう。

感覚の問題を抱える人は、刺激に反応して落ち着かなくなる場合があり、そのような状態が繰り返したり持続したりすると、感覚の問題がさらにひどくなることがあります。気持ちが落ち着かないときは、まずは、気持ちを落ち着けること、クールダウンすることが重要です。気持ちが落ち着くと、体も落ち着き、感覚も落ち着きます。

落ち着かなくなったときに、何か新しい対処方法を考えようとしても、うまくできなくてかえって混乱することがあるので、クールダウンの方法について、あらかじめ普段から身近な信頼できる人と相談しておきましょう。クールダウンの方法を考えるときは、できるだけ具体的にイメージできるように、場所（どのような場所でクールダウンするか）・時間（どのような状態になったらクールダウンするかのタイミング）・人（誰に相談してクールダウンするか）について考えておきましょう。

場所に関しては、できるだけ刺激が少なく、安心して落ち着いてすごせる場所を確保します。そのような場所がなければ、部屋の中にパーティションなどで、周りの刺激を避けられるようなクールダウンスペースを設けるといいでしょう。落ち着くまでの間、時間を気にせずに過ごせる場所があると安心です。ただ、本人を一人にしておくのは心配なので、できるだけ安心して休めるように、信頼のおける人が見守ります。また、安心できる場所は多くの場合、完全に周囲から孤立した場所というよりは、周りの状況もある程度把握できるような場所です。そのような場所はすぐには思い浮かばないことが多いので、あらかじめ考えておくといいでしょう。我が国の伝統的な精神療法である森田療法も、不安をあるがままに受け入れることで、時間がたてば少しずつ落ち着くことを説いてます。不安が静まるのを待てるようにします。

自分が落ち着かなくなりそうになったら、早めに対処します。落ち着きが大きく失われてしまうと、自分ではどうしていいかわからなくなります。早めに対応できれば、自分から安心できる場所に移動して、しばらく過ごせるでしょう。混乱してパニックになったり激昂したりして周りの人との関係が悪くなる前に、クールダウンしましょう。そのようなタイミングを自分一人で判断するのは難しい場合が多いです。どのようなタイミングでクールダウンするかも、あらかじめ周囲の人と相談して考えておきましょう。ただ、落ち着かない状況は様々なので、クールダウンの仕方を具体的に決めすぎると、融通が利きにくくなります。適宜修正しながら適切なクールダウンの仕方を探しましょう。

慣れない新しい状況では、落ち着いて過ごせる場所が確保できるかはわかりません。何回か同じような経験をしていれば何となく想像できるでしょうが、想像していたのと違っていたら、混乱するかもしれません。重要な場面では、予行演習・リハーサルが必要です。できれば下見をしたり、経験者から話を聞いておきます。例えば飛行機など普段乗る機会の少ない乗り物に乗る場合は、あらかじめ対策を考えておきましょう。欧米ではセンサリーフレンドリーな取り組みが普及しており、主な飛行場や娯楽施設などは感覚の問題を持つ人向けの情報をホームページで紹介しています。日本でも国際空港のホームページはそのような情報を掲載しはじめました。今後このような取り組みが日本でも増えることを期待します。

5-4 焦らず本人のペースにあわせる――成長につれて慣れるかもしれない

- 感覚の問題を持つ人への支援は、適切な信頼関係のもと、適宜クールダウンしながらスモールステップで進めることが重要です。
- 焦らず、本人のペースで少しずつスモールステップで対応しましょう。
- 少しずつ対応できれば、成長とともに慣れて、無理なく対応できるかもしれません。
- 孤立しないよう、周りの人と相談しながら、ペース配分を考えましょう。

感覚の問題をもつ人は、どちらかというと慎重派で、こだわりが強く、環境の変化を好まない場合も多いので、支援は、本人が安心して取り組めるように、本人のペースに合わせて、焦らず少しずつ進めます。そのためには、できるだけ先の見通しをたてて、早めに取り組むことが重要ですが、早すぎると具体的なイメージが持ちにくいかもしれません。本人の状態をみながら、本人のペースに合わせて早めにスモールステップで対応します。

重要なのは、自分は少しずつでもよくなれるかもしれない、自分は何とか問題に対応する能力がある、と思えることです。これを自己効力感あるいは自己肯定感と言いますが、感覚の問題を持つ人は、不快な思いをしやすく、うまくいかなかったように思える失敗体験を繰り返していて、自己効力感や自己肯定感が低くなりがちです。周りのペースではなく自分のペースで取り組めば何とかなる、と思えるようにします。

また、慌てないで少しずつ取り組めれば、周りの人も合わせやすいものです。本人のペースでゆっくり取り組みますが、本人も自分にあったペースがわからない場合もあります。そのため、焦りからあわててしまい、細かい状況の変化に対応できず混乱し、何か大きなトラブルや事件、事故などを起こし、トラウマになってしまうかもしれません。不安をあおられたり、向こう見ずな傾向を助長されたりすると、本人は落ち着かなくなります。例えば、マラソンなどの長距離走では、一定のペースを刻んでくれるペースメーカーに一緒に走ってもらうことで、棄権することなく好記録が出せます。本人が落ち着いて取り組めるペース配分を一緒に考えてくれる、ペースメーカーのような関りをしてくれる人、伴走者のような役割の人が必要です。

また受験勉強や就職活動などでは、経験豊富なアドバイザー的な人に、本人の特性や置かれている状況を適確にアセスメントしてもらった上で、対策を検討できるといいでしょう。自分一人ではペースがわからなくても、まわりに似たようなレベルの人がいれば、その人たちと足並みをそろえることで、比較的無難にこなせる場合も多いでしょう。できるだけ孤立しないよう、周りの人と相談しながら、ペース配分を考えましょう。

5-5 安心してもらうために、先の見通しを立てる

- 感覚の問題に対応するためには、安心できるペースで、適宜クールダウンしながらスモールステップで進めることが重要です。
- 安心できるペースで進めるためには、先の見通しを具体的に考えます。
- 具体的にイメージできないときは、経験したことのある人や信頼できる相手と相談しながら考えましょう。

感覚の問題に対応するためには、適宜クールダウンしながらスモールステップで進めます。不安が高まらないように、安心できるペースで少しずつ考えていきましょう。

安心できるペースで考えるためには、先の見通しを具体的に考えます。安心するということは、これから起こることが自分にとって悪いことではなく、大丈夫だと思えるようにすることです。そのために、先の見通しを持てるようにします。

先の見通しを立てないまま取り組めば、想像もしなかった課題に遭遇し、そうなると不安が高まり、落ち着かなくなって、混乱し、うまくいかず、失敗体験として、トラウマのような体験になるかもしれません。感覚過敏が強い人は、一度トラウマを感じると二度とそのような取り組みに参加しなくなる、回避的でひきこもりやすい傾向があります。先の見通しを立て、しっかりと具体的に準備してい

くことで、そのような失敗体験を防ぐことは非常に重要です。

感覚の問題で長くつらい思いをしてきた人の中には、過去にいやな思いをして、そのトラウマにとらわれ、慣れない新しい状況が不安になり、現状にとどまることにこだわり、将来のことを考えにくい人もいます。ただ、時間がたてば、誰でも老いてきて状況が変わります。不安が高まることのないよう、少しずつスモールステップで先のことを考えます。同じような境遇の人が集まる機会に参加できれば、様々な対応方法があることに気づけるかもしれません。時には、自分とは異なる状況の人、異なる世代の人、自分よりも年長の人と接する機会があると、自分の将来がイメージできるようになるかもしれません。このような機会を自分で見つけることができる人もいるかもしれませんが、初めて会う人と接するのは不安ですし緊張も伴うでしょう。初めて人と会うときは、一人で会うよりは、誰か信頼できる人と一緒に会う方が安心でしょう。

対応方法を具体的にイメージできないときは、経験したことのある人や信頼できる相手と相談しながら考えましょう。できれば、何回か予行演習ができると安心です。欧米では最近、感覚に問題を持つ人の余暇支援の一つとして、先の見通しが立てやすいような施設マップや利用ガイドなどをホームページで公開しています。入学や入園なども、どのようなことが起こるかあらかじめわかっていると、少しずつ安心して取り組めるでしょう。今後は、このような取り組みが様々な状況で行われることを期待します。

5-6 いつ頃から支援をするのがいいか――早ければ早いほどいい

- 感覚の問題にスモールステップで対応することは時間がかかるので、早めに対応を考え始めましょう。
- どの程度早めに対応し始めるかは、信頼のおける相手に相談しながら、具体的な見通しをもって考えましょう。

感覚の問題に対応するためには、具体的に先の見通しをイメージしながらスモールステップで進めます。スモールステップで対応することは時間がかかるので、早めに対応を考え始めます。どの程度早めに対応し始めるか、具体的な見通しをもって考えます。あまりにも遠い先を見越しての対応は、将来まで様々な可能性が考えられるため、不安をあおる可能性もあります。本人が安心できるペースで、ステップを刻んで、長いスパンの話と、具体的に考えられるレベルの短いスパンでの話を考えます。

感覚の問題は様々な生活上の問題と関連するため、ある問題を考えるときは、他の問題について検討漏れがないか考えなければいけません。例えば、感覚過敏があって、登校できない生徒の場合、登下校時の校舎のエントランスの騒々しさ、給食の時間の騒々しさ・臭い・味覚、音が響く体育館、音楽の授業、急な時間割の変更への対応など、様々なことを考えなければいけません。ただ、考えることが多すぎると、混乱して不安になり、考えがまとまらなくなる場合もあります。このような取り組みを根気よく続けるためには、本人の特性に応じた工夫が必要です。計画を視覚的に提示するなど、本人の特性に応じた情報提供を行います（3-3参照）。

長期にわたって根気よく支援を続けるためには、相性がよく信頼のおける相談相手が欠かせません。支援をしてくれる行政機関や公的な施設の職員に異動はつきもので、毎年のように誰かが異動しますが、それでも大きな問題なく支援を継続する必要があります。そのためには、特定の人でなければできないようなことをするのではなく、誰でもできるような取り組みやすいところから、少しずつコツコツ進めます。そして、何人かそれなりに信頼のおける相談相手を地域の多職種の中に作っておけると、誰かが異動になっても残った人の間で情報を引き継いでもらえるので、細々とでも信頼関係を継続していけるでしょう。

支援は車の運転と同じで、最初に急発進すると事故のもとです。例えば、感覚過敏がひどく、クラス変えで騒がしいクラスに馴染めなかったり、声の大きな先生が他の生徒を怒っているのをみて怖くなって登校できなくなったような子どもに、家庭まで迎えにいって無理やり登校を促そうとすると、家も安心できる居場所でなくなり、部屋に閉じこもりがちになるかもしれません。周りの状況をよく見て把握しながら、少しずつスピードを上げます。スピードを上げるときはエネルギーがいるので、エンジンをふかさなければいけませんが、軌道に乗りはじめると、それほどエンジンをふかさなくても、一定のスピードで進み続けるでしょう。ただ、一度止まると次に発車するときが大変なので、できるだけ急停車はせずに、止まりやすいところでゆっくりと止まります。止まってしまっても、一度上手に発車できた経験があると、そのときを思い出して、少しずつ取り組むことができます。感覚の問題への支援も同じで、早めに準備をして、少しずつ慎重にスタートできるといいでしょう。

第6章　社会学的な視点に基づく感覚の問題への支援

6-1 まずは落ち着いた環境が重要——環境調整を行うために

- 感覚過敏のある人には、不快感や不適応行動を誘発する感覚刺激を低減するような環境調整が必要です。
- 環境調整のために、まずは生活環境のアセスメントが必要です。
- 音や照明、臭いなど様々な感覚刺激への配慮を行います。
- 家庭や学校・職場、公共空間など、様々な生活環境で環境調整が必要であり、そのためには多くの関係者の理解と社会への啓発が重要です。

感覚過敏などの感覚の問題を持つ人の生活の適応を妨げる環境要因がある場合、環境調整をします。ただ、急激な環境の変化は、新たな不適応をもたらす可能性もあります。環境調整はスモールステップで少しずつ実施することが望ましく、まずは生活環境の丁寧なアセスメントから行います。感覚の特徴が、感覚過剰反応（感覚過敏）、感覚低反応（感覚鈍麻）、感覚探求のいずれかによらず、この原則は不変です。

音や照明、臭いなど、様々な環境調整を考えます。感覚過敏には刺激の大きさが影響しますし、大きな変化や急激な変化も不安をもたらす傾向が強いので、大きな刺激を減らし、大きな変化や急激な変化が場所的にも時間的にも起こりにくいように配慮します。建築音響や視覚デザインなどの知見が役に立つでしょう。今後、このような領域でも感覚過敏を持つ人たちへの支援が研究されることを期待します。いろいろ配慮しても、温度、湿度、気圧の変化などは天候の影響も大きく、人の力では調整が難しい場合があります。そのような場合は、あらかじめ天候の変化を予測することになります。天候は時間とともに変化しますので、苦手な天気の時期を何とかやりすごせるように配慮することになります。

家庭や学校・職場、公共空間など、様々な生活環境で環境調整を行うためには、多くの関係者の理解と、社会への啓発も重要です。感覚過敏に本人も家族も気づいていないケースは少なくないため、本人や家族だけでなく、本人が普段過ごしている生活環境をよく知る地域の多職種の支援者から情報を得ることは重要であり、地域の関係者の理解が不可欠です。私たちの生活環境は、年々都市部に集中する傾向にあります。日常生活において聴覚刺激・視覚刺激ともにますます増加しています。飲食店内や、鉄道や航空機などの公共交通機関、学校や保育園、職場などでは、音のレベルが状況によって非常に大きくなることが知られています。特に言語発達の未熟な幼児期には、不快感を言葉で表現するのは難しいため、支援者は感覚過敏のある児童や成人の特徴に普段から配慮する必要があります。多くの関係者の理解を得るためには、社会への啓発も重要です。

6-2 感覚の特徴を周囲の人に正しく理解してもらう

- 感覚の特徴を周囲の人に正しく理解してもらうことは、感覚の問題に対する支援を考えるうえで基本です。
- 感覚の問題は様々であり、職場や学校の小さい集団の中だけでは見過ごされる場合も多いため、身近な支援体制を整備します。
- 同じような感覚の問題をもつ人が集まって意見交換し、うまくいった事例について情報を共有します。

感覚の特徴を周囲の人に正しく理解してもらうことは、感覚の特徴に対する支援を行う上で基本です。環境調整などを行う上でも周囲の協力と理解は不可欠です。周囲の人たちは精神障害や発達障害に関する社会的スティグマの影響を受けていることがありますので、支援にあたっては、本人の感覚の特徴に対する理解が得られるよう、具体的でわかりやすい説明を心掛けます。感覚の特徴が、感覚過剰反応（感覚過敏）、感覚低反応（感覚鈍麻）、感覚探求、感覚回避のいずれかによらず、この原則は不変です。

ただ、感覚の問題を正しく理解することは、周囲の人だけでなく、本人にとっても難しい場合があります。生まれたときから感覚の問題を抱えていると、本人にはそれが当たりまえになっていて、問題とは認識されていないことがあります。また、家族が同じような感覚の問題を持っていて、家庭内でも学校選びにおいてもそれに応じた配慮がなされている場合、学校を卒業するまで大きな問題はないかもしれません。本人が親の仕事を引き継ぐ場合も、仕事の内容がどのようなものか子どものころからある程度知っているでしょうから、大きな問題を感じないかもしれません。家業の廃業などで転職したり、職場環境の大きな変化があったりして初めて、感覚の問題に気づくかもしれません。本人や家族ですらそうなので、周囲の人が理解しづらいのはなおさらです。また、感覚の問題をもつ人はコミュニケーションが得意でない場合もあり、自分の困りごとを周囲に適確にわかりやすく説明するのが難しいことがあります。

そのため、感覚の問題に関しては、本人からの訴えだけでなく、周囲が感覚の問題の可能性を常に考えて、意識するところからスタートする必要があります。そして、周囲の人がそのような意識を持てるように、定期的な啓発活動、情報提供が不可欠です。ただ、理屈をいくら繰り返しても具体的なイメージを持ちにくいので、具体的な事例、できればうまくいった事例、いわゆる好事例の情報を周囲で共有します。例えば、不登校への対応に関して、感覚過敏が影響して登校しにくくなっている生徒への対応として、空いている教室をパーティションで区切って個別の空間を確保するような取組が増えています。実際にこのような対応をして、少しずつ登校できるようになった生徒が身近にいると、感覚の問題への対処の重要性を認識できます。感覚の問題の存在や、感覚の問題への対処法がうまく機能した、似たようなシチュエーションの事例について、身近なところ、できれば同じ職場や学校の中で、情報共有します。

規模の小さな学校や職場では、議論が深まりにくい場合があり、多数派の意見が通りやすく、少数派の意見は見過ごされ、切り捨てられることもあります。職場が騒々しく、ストレスが強いために頭痛や腹痛などの身体症状を認めているような場合、職場環境を見直さないと、感覚過敏の強い人から順番に仕事を辞めてしまうかもしれません。また、学校が給食の時間が騒がしく感じ、嗅覚や味覚過敏で給食を食べられない子どもに、無理に全量たべさせようとすると、学校に行かなくなり不登校になるかもしれません。少数派の意見を切り捨ててばかりいると、少数派だった人が居場所をなくし、来なくなるでしょう。そうなると、次第に気づいた時には自分が少数派になっているかもしれません。多数派ばかりの均質な集団は居心地がいいかもしれませんが、その集団の中でしか適応できなくなるかもしれません。最近、規模の小さい学校がいくつか統合されるケースが増えています。そうなると、それまで多数派だったと思っていた人たちが少数派になるかもしれません。多数派が対応できない問題が発生すると、集団として全く対応できなくなるかもしれません。多様性をある程度受け入れていかなければ、柔軟性に乏しく融通が利きにくい社会になってくる可能性があります。長く安定した社会を作るためには、ある程度多様性を受け入れること、少数派を受け入れることが重要で、たとえ少数派であっても感覚の問題を抱える人への対処は重要です。そのような人への配慮を心がけ、スモールステップで少しずつ、対応していきます。

そして、少数派の人たちも、自分と同じような感覚を持った人たちで集まって互いの対処法に関して意見交換します。少数派の人たちも、ある程度数が集まれば、意見を主張しやすくなるでしょう。ただ、感覚過敏のある人は不安が強く、新しい人間関係に柔軟に対応できない人も多くいます。また、大都市圏でなければ、そのような少数派が集まる機会は期待しにくいかもしれません。地方、特に過疎地にいて感覚の問題を抱える人たちが自分たちの声をとどけやすくする方法を考えなければなりません。そのため、現地に行って、現地の状況を文字通り肌で感じて把握する必要があります。また、社会全体への啓発活動も重要です。本人および家族への継続的で切れ目のない支援のためには、地域の多職種の連携による慎重で丁寧な情報共有と、それに基づく共通理解が必要です。

6-3 多職種地域連携について

- 感覚の問題が生活にもたらす影響は幅広く、様々な職種の人たちの関りが必要です。
- 様々な職種の関係者の連携においては、やり方や考え方が異なる場合もありますが、それぞれのやり方や考え方にこだわりすぎず、感覚の問題を持つ人が安心・安全に生活できることを目標に、様々な生活状況に応じて対応方法を選びます。

感覚の問題は様々な生活場面に影響し、様々な対応が必要となるため、様々な役割を持った身近な人の関り、多職種地域連携を要します。医療、教育、福祉、保健、司法など、様々な領域の関係者が、役割が異なっても同じような方向に向けて、円滑に協力し合える体制を作ります。目標は、感覚の問題を抱える当事者の方が、安心・安全に日常生活を営めるようにすることです。変化の大きな時代には、先の見通しが立てにくいので、これまで安心・安全と思っていた状況でも、思わぬ落とし穴が潜んでいるかもしれません。急な状況の変化に対応しにくい人たちが、安心・安全に暮らすためには、生活の様々な面での配慮が必要になります。

多様な関りがあることが望ましいとはいえ、多職種が全く同じ方向を向いて関わるのは難しいことです。連携のための話し合いでは、用語の概念や使い方が微妙に違って議論がかみ合いにくい場合もあるでしょう。感覚の問題を抱え発達障害特性が強い人を支援する人は、自身も発達障害特性が強く、こだわりが強い場合があり、こだわりが強く柔軟性に欠ける人どうしが自分たちのやり方にこだわりすぎると、議論が行き詰り、話を先に進めるのが難しくなります。

そのような場合でも、少し時間がたって問題が変化したり、誰かが間に入ることで、互いに協力し合えることもあります。議論がかみ合わず、協力し合えないと感じたら、決定的に関係が悪くなる前に、互いに距離を取り、少しクールダウンした後、互いの協力の必要性を再検討し、その上で必要であれば協力し合います。感覚の問題を抱える当事者と支援者がともに、落ち着いて冷静に対処法を考えます。関係者それぞれが、こだわるところはこだわりながらも、こだわりすぎずに、できる範囲で互いを理解し尊重し合い、明確な役割分担のもとで対応していきます。

生活上の様々な課題に本人が大きな問題なく対応できるように支援しますが、生活に変化をもたらすこと自体が本人の不安を招くかもしれません。現実的な課題に対応する支援者と同時に、本人の不安な気持ちやつらさを受け入れ、共感し寄り添う立場の支援者も必要です。ただ、寄り添うだけでは問題の根本的な解決にはなりません。現実的な課題への対応と寄りそう支援の両者のバランスが重要で、バランスをとるのが難しい場合、両者のバランスをとる役割の人も必要です。昔から三人寄れば文殊の知恵と言いいますが、三つの異なる役割をもつ関係者それぞれのやり方や考え方にこだわりすぎず、感覚の問題を持つ人が安心・安全に生活できることを目標に様々な生活状況で支え合うことができれば、少しずつ解決に向けて前に進むでしょう。

6-4 国内外の「感覚に優しい取り組み」

- 音や照明などに配慮した感覚に優しい取り組みを行う施設が国内外で増えています。
- 技術的に難しいものではありませんが、関係機関の理解を得る必要があります。
- 施設のスタッフや行政、当事者団体などの関りが重要です。
- 施設職員に研修を行い、感覚過敏や発達障害の理解を得ます。
- わかりやすい案内図や利用ガイドブックを作成する施設もあります。

二〇一〇年頃から欧米を中心に、自閉スペクトラム症など感覚の問題をもつ人やその家族のために、感覚に優しい（センサリーフレンドリー：sensory friendly あるいは autism friendly）取り組みが様々な施設で広まっています。最初は、余暇支援の一環として、博物館や美術館、映画館、劇場などで、感覚の問題をもつ人が静かに落ち着いて鑑賞できる環境を整える取り組みがなされました。その後、スーパーマーケットなどの日常的な施設や、飛行場などの交通機関に広がっています。わが国でも、啓発イベントの会場や国際空港などで少しずつ広がっています。

映画館や劇場では、音量を少し小さく、照明を暗くしすぎず、そして騒いでも大丈夫ということにし、博物館では、開館前や休館日など来客が少ない時間に特別に少人数で鑑賞させてもらいます。このような取り組みは、高度な工学技術を必要とするわけではありませんが、劇場などの施設や関係機関が障害を持つ方のニーズを適確に把握することで初めて実施可能となるため、当事者と企業や自治体などとの連携が必要です。

二〇一六年頃からは海外の一部の商業施設で、音や照明に配慮した静かで落ち着いた環境、いわゆる「クワイエットアワー」という新しい取り組みが行われています。スーパーマーケットなどは、日常的に過ごす生活環境といえますが、ＢＧＭや店内アナウンス、様々な掲示や照明、食べ物や化粧品のにおいなど、多くの感覚刺激であふれています。そのため、感覚過敏を持つ方々は、買い物に様々な困難を感じる場合があります。クワイエットアワーのような取り組みは、感覚の問題をもつ人たちが快適に安心して買い物に行けるように配慮された環境を提供し、そして非定型的な感覚の問題への社会の理解の促進に役立ちます。

欧米では他にも様々なイベントが企画されています。イギリスでは、自閉症当事者団体が啓発キャンペーンを一週間行い、一万以上の商業施設が感覚に優しい取り組みを実施しました。イングランドのサッカー、プレミアムリーグの競技場では、センサリールーム（sensory room）という感覚に配慮した部屋を開設し、感覚の問題をもつ自閉スペクトラム症の人たちが大観衆の人混みや大音量の歓声に悩まされずに落ち着いて安心して観戦できる取り組みを行っています。

海外同様に日本でも少しずつ感覚に優しい取り組みが広がっています。二〇一五年頃から、いくつかの当事者団体が、感覚に優しい映画自主上映会などを開催しています。成田空港では、二〇一八年の成田空港ユニバーサルデザイン基本計画に基づき、クールダウン・カームダウンスペースの設置や発達障害のある子のための空港&搭乗体験ツアーを実施しています。二〇一八年には、映画配給会社や映画館の協力により、商業上映ではわが国初のセンサリーフレンドリー上映も実現されています。二〇一九年には川崎市で、わが国初のスーパーマーケットでのクワイエットアワーが実施されたほか、旅行会社や航空会社を含む様々な企業や団体等との連携により、発達障害の子どもたちが落ち着いて観戦できるように配慮した「サッカー&ユニバーサルツーリズム〜センサリールームでのスポーツ観戦〜」もわが国で初めて実施されました。その後、国立競技場を含むサッカー競技場などでセンサリールームが設置される機会が増えています。このような取り組みの多くは工学技術的に難しいものではないため、誰もが支援に関わることができ、感覚過敏や発達障害の理解の推進につながります。今後さらに普及することが期待されます。

コラム7　スーパーマーケットでのクワイエットアワーの取り組み

二〇一六年頃から、海外のスーパーマーケットなどの商業施設で、感覚の過敏などのある人に配慮して、音や照明を緩和した静かで落ち着いた環境を提供したり、当事者向けの店内マップを作成したり、店員とのやりとりが不要なセルフレジを利用しやすくしたりといった取り組みがなされています。「クワイエットアワー」という新しい取り組みです。

クワイエットアワーでは、当事者団体と協力し、聴覚や視覚など様々な感覚の問題だけでなく、対人コミュニケーション上の困難にも配慮がなされ、感覚の問題をもつ人たちが快適に安心して買い物に行けるような環境を提供し、また非定型的な感覚の問題への社会の理解の促進に役立ちます。このような取り組みはスーパーマーケット以外の施設にも応用できるでしょう。この取り組みの例を以下に示します。

・毎週平日の決まった曜日の午前の決まった時間に実施。
・スポット照明やショーケース照明など店舗全体の照明が明るすぎないようにします。緊急時を除き店内放送、店内BGMを行いません。
・レジやスキャナーの音量も最小レベルまで小さくします。
・買物カートの収集作業は、大きい音がなるので、実施しません。
・カームダウン・クールダウンスペース（外部からの視線を遮り、感情やストレスが高まった時に落ち着くための場所）の設置。
・クワイエットアワー中は支援員が配置され、買物の困りごとの支援を行います。

・商品配置が分かりやすい店内地図の配布。
・適切な支援が行えるように、感覚過敏や発達障害についての店員向け研修を行います。

日本でも初の商業施設でのクワイエットアワーが、令和元年7月28日（日）9～10時に川崎市のイオンスタイル新百合ケ丘店1階の食料品・日用品売り場で実施されました。実施に先立って、発達障害の方々を対象にした、買い物での困りごとのアンケートが行われました。アンケートでは、対人関係の困りごとに加えて、音をはじめとする感覚過敏をもつ人が多いことが示され、スーパーマーケットなどの商業施設でのBGM、館内放送、照明などの環境の調整や、休憩場所の確保、わかりやすい店内案内や地図の提供といった配慮が買物の助けとなりうることが明らかになりました。また、実施前に当事者団体のメンバーを含む協力者が現地を視察し、通常営業時の店内環境を確認しました。当日は発達障害をもつ当事者の方々やご家族、近隣住民の方が買い物をされました。今後、感覚の問題に配慮した生活環境が普及することが期待されます。

第7章　事例から学ぶ感覚の問題への支援

7-1　乳幼児期編

メンタルヘルスの支援を考える際に、どのような制度があって、どのような人が関わっているのかを知ることは重要です。地域で関わっている機関や関係者の特性を把握して、どのような支援体制が考えられるか、少なくとも2、3年くらい先までは見通せるようにします。なぜなら制度や関係者の顔ぶれは毎年のように変わりますが、感覚の問題を抱える人は、ライフステージを通して様々なことで困っているからです。ただ多くの場合、感覚の問題で困っている人は、今現在の困りごとへの対処で手がいっぱいで、先を見通した支援体制を計画することが困難です。そのため、地域の関係機関が役割分担しながら先を見通した支援体制を整えます。

乳幼児への関りは、主に母子保健と児童福祉の領域です。就学前のころには、幼稚園など幼児教育も関わってきます。幼児教育は、子育て支援、児童福祉と近い関係にあるので、おおまかには母子保健と児童福祉を押さえておきましょう。乳幼児は様々な病気になりますし、母親は多くの場合、一見安定しているように見えても産後1、2年は心身ともに不安定です。乳幼児期の子育ては家族だけで全て完結することはなく、様々な支援を受けることがほとんどです。その際、支援者との相性の問題は常にあるので、相談できる人を複数作っておきます。

母子保健では、乳幼児健診の役割が大きく、その前後に妊産婦健診があります。子どもへの関りと母親を中心とする家族への関りです。動物の場合、子育て中の母親は、子育てが主な仕事で、自分たちの生活の場を守るため、群れをなして、他の家族や、子育て中の母子を守っていることが多いでしょう。人間の場合は、子育てにおいて身近な関りをもつ人たちとして、家族、近所の人、保育所や幼稚園の先生たち、市町村の保健師やソーシャルワーカーたちがいるでしょう。身近な支援は市町村レベルでなされることが多いですが、専門性の高い支援となると、たいていは都道府県、政令指定都市のレベルで行われます。例えば児童相談所がそうですが、市町村レベルでも児童相談所との連携を行う部署があります。市町村の保健師さんや子育て支援の行政担当者に相談するとき、最初に質問するのは、誰が窓口になっているか、誰に相談するのがいいかということです。これは電話でもできます。誰に相談すればいいかがわかったら、いつ、どこに相談に行けばいいかのアポイントメントをとることになります。そのようにして、少しずつ相談を進めていきます。コミュニケーションがうまくいかないと地域連携がうまくいかないのですが、多くの場合、何回かスムースなやりとりができると、以後はお互いに気分よく連携できます。連携の在り方も、スモールステップで少しずつ小さな成功体験を積み重ねます。

支援に関わる制度や関係者の詳細を、専門家は覚える必要がありますが、一般の人が覚える必要はないでしょう。制度や関係者は毎年のように変わりますので、一般の人が知らなかったとしても当然ですし、そのための専門家のはずです。ただ、一般の人でも、どこに問い合わせればいいかを知っておくことは重要です。。身近な相談相手には、次のような人たちが考えられます。

①家族：母親・父親・祖父母・その他
②近所の人：民生委員・児童委員
③保育園・幼稚園の先生：担任・園長先生など
④市町村の保健師・ソーシャルワーカー
⑤医療医機関の職員：医師・看護師・助産師・ソーシャルワーカーなど

相談事は一般的な相談の枠組みで終わる場合もあれば、様々な機関で支援体制を構築しながら進めないといけない場合もあるので、できるだけ早めに開始し、スモールステップで積み重ねていく必要があります。問題が大きくなってから初めて相談に行くのではなく、普段から身近な人に相談しながら進めていきます。

7-1-1 きげんが悪くて、よくぐずる。よなきがひどい

よくあるケース：生後2か月、女児。生まれたときから機嫌が悪くてよくぐずる。よなきがひどい。両親ともに高齢で初産。父親も母親も真面目できっちりした性格で、不安やこだわりも強い。仕事はでき、いろいろとまかされて忙しい。交通の便がよく通勤しやすいマンションを購入しローンを抱え、母親は早く職場に復帰したくて焦りもある。出産前にネット通販で子育てグッズをたくさん買い込んだ。隣の県に住む祖父母は仕事をしていて、気楽に子育てを頼めない。家族が疲れてきて、精神的にしんどくなってきた。

考えられる感覚の問題

- 子どもが感覚過敏。
- 家族が感覚過敏。
- 家庭内環境が騒がしい：電気製品が多い、家庭内で口論がひどい、など。
- 家庭の外の環境が騒がしい。

感覚の特徴で全ての問題が説明できるわけではないですが、感覚の問題は様々な問題に影響します。支援にあたっては、子ども本人の感覚の問題、周囲の人の感覚の問題、生活環境の問題の3つに大き

く分けて順番に考えるといいでしょう。どれか一つに問題があるかもしれませんし、3つすべてに問題があるかもしれません。感覚の問題に気づくことができれば、対策も考えやすくなります。

子どもに感覚の問題がある場合、音、光、温度、湿度など、環境の刺激を調整しましょう。子どもは理由なく泣いているわけではありません。子どもに対処方法を変えさせることは難しいものです。まわりの環境を整えて、落ち着いた子育てができるようにしましょう。ただ、子どもの機嫌が悪い主な理由に思いを巡らせましょう。眠たい、おなかが空いた、排便・排尿の問題、寂しい・怖い、病気でしんどいなど、いくつかのパターンがあります。問題そのものは大人ほど複雑ではないはずなので、子どもの頃に、信頼のおける大人と一緒に不快な問題を解決できたという経験を積み重ねます。

家族が感覚の問題を抱えているかもしれません。感覚過敏があると、些細な刺激にも反応し、口論になるかもしれません。子どもの成長は早いので、家族がその変化に柔軟に対応しにくいかもしれません。子育てをうまく行えず、不安が高まると、家族のメンタルヘルスの問題に発展するかもしれません。不安が高まり激昂すると、児童虐待になるかもしれません。児童虐待を起こす人の中には、感覚過敏など感覚の問題のある人もいるかもしれません。子育て中の家族はメンタルヘルスの問題を起こしやすいので、しっかり気持ちをサポートしてあげます。母親だけでなく、家族全体への支援を行います。身近な人、例えば通院している医療機関の職員や市町村の専門職、保育園の先生に相談するといいでしょう。地域の民生委員や児童委員に相談すれば、市町村の相談窓口を教えてくれるでしょう。

家庭内の環境も騒がしいのかもしれません。子育てグッズには電気製品も多く、アラーム音がなるものもあります。音量を調整し、不要な音は鳴らないようにしましょう。テレビやラジオをつけっぱなしにしている家庭では、生活環境を見直すといいでしょう。家庭内で大声での口論がひどい場合もあるかもしれません。家族の口論を見ることは子どもにとってはつらいことで、トラウマになるかもしれません。家族に対する支援も行います。最近はスマホなどのアプリで音の大きさも測れます。精度は正確ではないかもしれませんが、音の大きさを数値として客観的にとらえると、対策を考えるときに役に立つかもしれません。

家の外に幹線道路や鉄道、学校などあり、大きな音が家庭内に入ってくる場合があります。そのような場合、建築音響の知識を応用して、遮音、吸音などの対策を行います。一つの家庭だけで対応できない場合は、近所の人たちと協力しあって、行政に働きかける必要があることもあります。

7-1-2 反応がない、発達の遅れ

よくあるケース：２歳、男児。生後半年くらいのころ、あやしても笑わないし、呼んでも振り向かず、反応がなくキョトンとしていた。家族も気になっていたが、成長が少しゆっくりした子どもでは本人のペースに合わせた成長の仕方があると思って、気にしないようにしていた。１歳半になったが、言葉が出ない。興味あるものをもってこない。人見知りもしない。視線も合わない。おもちゃを渡しても遊ばない。１歳半健診で発達の遅れを指摘され、母親は心配になってきた。しかし、父親は自分もこんなもんだったと言って、他に相談を受けさせようとしなかった。

考えられる感覚の問題

- 子どもが知的発達・精神発達の遅れがある。
- 子どもに感覚の過敏あるいは鈍麻がある。
- 家族に感覚の問題がある。
- 周りの環境が騒がしく刺激が多い。
- 周りからの刺激が少なすぎて、新しい刺激に戸惑う。

子どもに発達段階の遅れがあると、親は悩み迷います。本人のペースでゆっくり成長が追いつく

場合もありますが、運動や言葉の遅れがあると、親は悩むでしょう。乳幼児健診で指摘される場合は、保健師さんたちにフォローしてもらえるかもしれません。ただ、家族からすると、自分の子どもに問題があるとはなかなか受け入れにくいでしょう。子どもや家庭に問題があっても認めたくなかったり、家族以外に知られたくない人もいるでしょう。家族のメンタルヘルスに配慮しながら、少しずつ対応していくことになります。そのため、何か問題があって困っているようであれば、できるだけ早い段階から支援します。学校に上がる直前の数か月前になって初めて医療機関に受診する方もいますが、そうなると準備期間が短すぎて、学校に入ってから容易に不適応を起こす可能性があります。学校に上がる前の6年間は重要です。ただ、問題を認めなくない人、支援を受けたくない人を無理やり動かすのは至難の業です。説明する人を変えたり、タイミングを変えたり、あれこれ方法を変えながら説明することになるでしょう。困難と向き合ってうまくいっている人の話を、聴いたり見たりする機会があるといいでしょう。家族会や当事者の会に参加することで得られる情報は多いでしょう。

家族に感覚の問題があると、予想外の状況を理解して対処するのに時間がかかる場合があります。少しずつスモールステップで、家族が受け入れられるような配慮が必要です。特に、発達障害や子どものメンタルヘルスの問題などについて、普段学ぶ機会のない家族の理解を得るのに時間がかかる場合があります。

家族に感覚の問題があると、耳からの情報処理が苦手で、言葉で説明しても理解しにくい場合があります。わかりやすい視覚的な資料を用意（3‐3参照）して読んでもらうと、家族のペースに合わせて、ゆっくりスモールステップで考えていけるかもしれません。家族の親戚などで、理解力があって、家族にとってキーパーソンになりうる人を探すのも、一つの方法になるでしょう。

7-1-3 なんでも口に入れる、いうことを聞かない、保育園で飛び出す、まわりとすぐけんかする

よくあるケース：3歳、男児。母親は昨年女児を出産。母方祖母宅で生活していたが、母と祖母との折り合いが悪かった。3歳になり母が仕事をはじめ、祖母宅を出たため、妹と一緒に保育園に入所した。どこに行っても、興味があるとなんでも口に入れたり噛んだりする。言うことを聞かず、保育園では保育室から飛び出す。まわりとすぐに喧嘩をして、叩いたり噛みついたりする。

考えられる感覚の問題

- 子どもが感覚過敏、感覚探求傾向が高い。
- 子どもが自閉症スペクトラムなどの発達障害の可能性がある。
- 家族に感覚の問題があり、子どもの成長に柔軟に対応できない。
- 周りの環境が騒がしい。

子どもは成長とともに、できることが増えてきます。はいはいするようになると、なんでも手に取って口に入れ、目が離せなくなります。家族は、子どもの成長の先を見越して対策を考えましょう。感覚過敏や感覚探求傾向が強い子どもは、刺激に反応しやすく、落ち着かないことも多いでしょう。

何か特定のものや行為にこだわり続けることもあるでしょう。そのような行動を止めることは幼い子どもには困難です。大声で恫喝すると、怖くなって固まる場合もあるかもしれませんが、そのようなことをすると、大声で怒鳴られないと行動を変えられなくなります。不適応的な行動はより適切な行動に置き換えてあげて、うまくできたら褒めてあげます。

衝動性や多動傾向が強い場合、何らかの発達障害などの可能性もあります。多動や衝動性からは、注意欠如・多動性障害がすぐに思いつきますが、自閉症スペクトラムで感覚過敏、感覚探求が強い場合もあります。以前は自閉症スペクトラムの診断が注意欠如・多動性障害の診断に優先していましたが、多動衝動性が高いと、自閉症の診断は考慮せずに注意欠如・多動性障害と診断されてしまうこともあるかもしれません。衝動性が高く多動傾向が強い場合も、まずは自閉症スペクトラムを考えます。

周りの環境が、子どもにとって刺激が多すぎることも考えられます。そのような場合は、刺激が少なく静かで落ち着いた環境になるように配慮します。

7-2 学校編――小学校低学年

子どもが学校に上がるころになると、母子保健や児童福祉の関りは少なくなり、学校保健や特別支援教育の果たす役割が大きくなります。子どもは日中の時間の多くを学校で過ごします。子どもの環境のほとんどは、家庭と学校になります。母子保健と児童福祉に関しては、7-1乳幼児期編で解説しましたので、ここでは、学校における支援について説明します。

学校におけるメンタルヘルスの支援に関しては、特別支援教育と学校保健が大きな役割を果たします。多くの場合、特別支援教育では知的障害や発達障害に対する支援、学校保健では、こころのケア、その他のメンタルヘルスの問題に関わります。学校の制度や教職員の役割は毎年のように変わります。そのため、まずは大きく、この二つを押さえておきます。

特別支援教育では、知的障害や発達障害、身体障害などに関わります。就学前から知的障害に気づかれ、特別支援学級に入級する子どももいますが、就学後に初めて気づかれる場合もあります。軽度の知的障害、あるいは知的障害とはいえないが境界知能で、能力にばらつきがあり、教科によっては集団での指導についていくのは難しいような子どもの場合、集団での指導が始まって、授業中に学業だけでなく離席や居眠りなど様々な問題が認められて、初めて障害に気づかれます。感覚の問題をもつ子どもは、耳や目からの情報処理が苦手だったり、情報量が増えすぎると処理しきれなくなったり、こだわりが強すぎて作業速度が遅かったりして、集団での授業についていけない場合もあります。このような場合、本人の知的な特性に応じた指導や配慮が必要で、知能検査などアセスメントを行います。精神疾患に関しても、精神症状そのものよりも認知機能・知的な機能の方が社会生活能力に影響することが知られています。本人の知的な特性を早期に把握し、特性に応じた指導や配慮を行います。

最近では、発達障害と診断がつくかつかないか微妙な子どもも多くいることがわかり、子どもに診断をつけることに抵抗のある家族もいます。ただ、知的な能力に関しては、特性に応じた指導や配慮がないと、年齢とともに学力に差がついてくることも多く、思春期以後に不登校や精神疾患、非行など様々な行動上の問題に発展する可能性も考えられます。学校では診断はできませんが、知能検査などのアセスメントを行う教育委員会は増えており、本人の特性に応じた指導や配慮について相談します。できるだけ早期に子どもの特性に気づいてあげて、小学校の間に、特性に応じた指導や配慮を受けられるようにします。小学校では担任の先生が本人の特性を理解できれば様々な教科の指導に応用できますが、中学生以後になると関わる教職員が増えるので、全ての教職員が同じように理解してくれるかはわかりません。最近では、特別支援教育コーディネーターという役割をもつ教員も配置されるようになりました。小学校の間に、本人の特性に応じた指導方法や配慮についての理解が進み、学年が上がって中学生になってもそれをつないでいくような、切れ目のない支援を心がけます。

その他のメンタルヘルスの支援に関しては、学校保健の役割が重要で、その中心は養護教諭や保健主事の先生です。多くの場合、非常勤のスクールカウンセラーやスクールソーシャルワーカーの窓口も養護教諭です。生活指導や進路指導などの生徒指導が果たす役割は大きいですが、このような指導においても心のケアへの理解が必要な場合が多く、学校における支援体制にはたいてい養護教諭や保健主事など学校保健に関わる教員が関わっています。養護教諭の中には看護師の資格を持っている人もおり、医療や保健との連携がとりやすい場合があります。養護教諭は授業を持っていない時間も多いので、子どもの医療機関の受診などに同行しやすい場合があります。

そして、学校環境において、感覚の問題を含む本人の特性に応じた配慮を行う上で、別室の利用、職員の配置の問題などを検討する可能性もあるので、校長や教頭など管理職の役割は大きいです。多くの場合、理解のある管理職の先生方も交えて相談していくと話がスムースに進みます。

7-2-1 教室でじっと座っておれない、行動の爆発をコントロールできない

よくあるケース：小学校1年、男児。小学校に入学したが、教室でじっとしておれず、立ち歩いたり、教室を飛び出したりする。まわりとすぐに喧嘩をして、叩いたり蹴ったりする。母親はシングルマザーで本児が2歳のころ離婚し、過疎地の実家で祖母とくらしていたが、新しいパートナーができて、実家を出て都市部に転居した。母親は職場でのコミュニケーションが苦手で、仕事を転々としている。本児は保育園のころも落ち着きがなかったが、少人数の園で、加配で配置された支援員がほぼマンツーマンでついて何とか過ごしていた。小学校は、廊下側の壁のないオープンプランの教室で、1学年3クラスあり、隣のクラスの音に反応して飛び出すことも多い。

考えられる感覚の問題

- 学校環境が落ち着かない。
- 家庭環境が不安定：家族の状況などの変化、家族のメンタルヘルスの問題など。
- 子どもに知的な能力の低さやバラつきがあり、授業のペースに合わない。
- 子どもが感覚過敏、発達障害などで、刺激に対して反応しやすい。
- 子どものメンタルヘルスの問題：睡眠の問題や心身のストレス。

子どもが教室でじっと座っておれない、行動の爆発をコントロールできない場合、学校の問題、子ども本人の特性など、様々な理由が考えられます。学校以外での子どもの行動パターンの問題、家庭環境の問題など、いくつかに状況をわけて考えるといいでしょう。

学校の問題として考えられるのは、学校環境が落ち着かない可能性です。まず、学校環境そのものが騒がしい可能性があります。例えば廊下側に壁のないオープンプラン教室で、周囲の音が教室に入りやすい場合です。また、コロナなど感染症が流行っていると、換気をよくするために窓やドアを開放しますが、そうなると教室の外の音がたくさん入ってきて落ち着きません。そのほか、周りに騒がしい生徒がたくさんいて影響される場合や、教員の経験不足で子どもの行動のコントロールが難しい場合などもあります。クラス全体の中で他の子どもの状況も考えながら、本人の状況を判断していく必要があるので、学校との連携が不可欠です。その場合、担任だけでなく、発達障害や心のケアに詳しい特別支援教育コーディネーターや養護教諭にも関わってもらう必要があるでしょうし、学校環境調整を行う必要がある場合は、校長や教頭などの管理職の関りが不可欠です。環境調整はスモールステップで少しずつ行います。

家庭環境も子どものメンタルな問題に影響します。引越、家族の仕事が変わった、家族のメンバーが増えたり減ったりなど、家庭環境が変化したかもしれません。中にはおめでたい変化もあるかもしれませんが、どんな変化にも良い面と心配な面とがありますので、丁寧に検討する必要があります。また、家族がメンタルヘルスの問題を抱えている場合もあります。家族が精神疾患をもつ場合、知的障害や発達障害の診断はつかないものの感覚過敏や発達障害特性が強い場合など、家庭環境や生活リズムが不安定かもしれません。そのような場合、家族全体への支援も重要です。最近は、放課後に学童保育や放課後等デイサービスなどを活用している方もいますので、そのような施設での状況を、支援者どうしや家族が情報共有するのも役に立つでしょう。

子ども本人の特性に問題がある場合、考える順番があります。まず第一に、身体的な病気の中には、精神的な不調をきたすものがあります。例えば、甲状腺機能などのホルモンの異常や、肝臓や腎臓の病気、ビタミンやミネラルなどの栄養素の異常などです。小児科や内科の先生は、これを見逃さないようにしてください。そして二番目に考えることとして、知的な能力に問題があり、集団の授業についていけず、落ち着かなくなる場合です。これには、①全般に知的に低い知的障害の場合、②知的障害とまではいかなくても境界レベルの知能の人で、高度な知的能力を要する状況にある場合、③得意不得意の差が激しく、不得意な部分が全体の足を引っ張っている場合、あるいは④何かの能力が突出して優秀で、周囲の子どもになじめない場合もあります。いわゆる学習障害で、読み書きや計算が苦手な場合も含めてもいいでしょう。そして三番目に考えることとして、自閉スペクトラム障害のように、感覚過敏などの問題により、情報処理が苦手で、集団の授業についていけなくなっている場合です。そのような場合は、本人の特性に応じた配慮や指導が必要になるでしょう。さらには、その他の発達障害的な特性なども考えます。以上のように子ども本人の特性について考える場合、身体的な検査や知能検査、心理検査などのアセスメント、薬物療法などが必要な場合もあり、医療機関の受診が必要なケースもあります。

7-2-2 集団の指導についていけているふりをしている、黒板の情報をノートにとれない、学校では問題ないが家庭で荒れている

よくあるケース：小学校2年生、男児。5歳の妹と2歳の弟、父、父方祖母との5人くらし。大人しいが、成績は悪い。連絡帳の記載が十分でなく、忘れ物も多い。質問されると、困ったように「ハイ」と返事はするが、それ以上答えられず、黙っていることが多い。休み時間は、一人で過ごすか、特定の少人数で過ごすことが多い。弟が生まれて1年ほどたって、小学校に入学するころ両親が離婚し、父親が引き取り、父の実家に引っ越した。父は、容量が悪く、仕事を転々とし、イラつくことが多く、飲酒量が増え、育児は祖母任せだった。本人は、学校から帰宅すると、インターネットのゲームや動画視聴に没頭し、弟や妹とタブレット端末の取り合いになり、相手を叩いたり蹴ったりする。家では、思い通りにいかないと癇癪をおこす。

考えられる感覚の問題

- 学校環境や家庭環境の問題。
- 子どもの特性（知的・発達障害・その他メンタルヘルス）の問題。

このような場合も、学校環境の問題、家庭環境の問題、子ども本人の特性に分けて考えます。子ど

もの行動パターンが急に変わった場合、何か生活環境の変化が影響している可能性があるので、行動パターンが変わったころに学校や家庭などの生活環境に変化がなかったか丁寧に検討します。環境調整や薬物療法が必要な場合もあるでしょう。家庭環境が変わったことが学校での行動に影響することもあります。

学校の問題として考えられるのは、学校環境の変化です。学年が変わった、席替えした、先生が変わったなどもあるでしょう。その場合、支援にあたっては、担任だけでなく、特別支援教育コーディネーターや養護教諭にも関わってもらうといいでしょう。学校環境調整を行う必要がある場合、校長や教頭などの管理職の関りが不可欠でしょう。環境調整はスモールステップで少しずつ行います。

家庭環境が子どものメンタルな問題に与える影響の確認は必須です。このケースのように、両親の離婚や引越し、あるいは保護者の転職などは、家族全体の生活環境に大きな影響を与えます。尋ねにくい内容もあるので、差し障りのない範囲で少しずつ情報収集することが望ましいです。本人を含む家族全体の状況を、具体的にイメージして、適切にニーズを把握できなければ、適切な支援に結びつけられません。何か困りごとがある場合、それが、いつからなのか、誰かに相談して関わってもらっているのか、どこでおこったのかなど、話しやすいところから少しずつ情報を収集していくことになります。保護者だけでなく、祖父母などの親戚についても尋ねてみます。父や母が、祖父母などの親戚と不仲な場合もあります。親戚と急に不仲になって、それまで親戚から受けてきた子育ての支援が、急に受けられなくなる場合もあるかもしれません。

家族の問題を考える場合、家族も感覚の問題を抱えていたり、発達障害や知的障害の診断がつかなくても、それなりに特性が高い可能性があること、そして、そのような特性が高い場合、不適応を起こしてメンタルヘルスの問題を抱えることも多いことを理解しておく必要があります。そのような場合、アルコールやインターネットなどに没頭する場合もあります。そうなると、医療をはじめ地域の専門家の関わりが必要になります。家族に対する子育て相談、子育て支援を行うことが望ましい場合もあるでしょう。最近、産後うつは、母親だけでなく父親にも見られることが知られています。両親が産後うつになり、その結果離婚してしまって、その後悪循環になってしまった場合、家族だけで乗り切ることは難しいでしょう。アルコールの問題がある場合、仕事が終わった後、酔った状態で、家庭内で口論が始まると、さらに状況は悪化するでしょう。そうなると、民生委員、児童委員など身近な方から、地域の保健師など、様々な支援者が協力しあって支援する必要があります。

学校では問題ないが家庭で問題がある場合、家庭だけの問題でなく、学校で無理をしすぎて家庭で発散している場合もあるので、学校での対応について家族が学校と検討する必要があります。また、家庭の中が居心地が悪く、ストレスが多い場合に、学校でもストレスが多いと、子どもは居場所がなくなり、ストレスのはけ口を自分よりも弱いものにむけたり、ひきこもる場合もあります。家庭内でのストレスが多い場合は、学校でのストレスは少なくなるように配慮していただき、スクールカウンセラーや養護教諭などによる心のケアを受けられるようにします。

そして、子ども本人の特性に関してです。粗暴や興奮、迷惑行為など大きな問題行動がなく、大人しい子どもの場合、子どもに知的な問題や発達障害的な特性があったとしても、学校では見過ごされる場合があります。家族が子どもの特性に早めに気づかれて、支援につながる場合はいいですが、中には家族も自分の生活で手がいっぱいで、子どもの特性にまで配慮できない場合もあります。また、家族自身も子どもと似たような特性を自覚していながら、特性に対する受け入れが難しい場合もあります。そうなると、思春期になって非行や不登校などの行動上の問題が表面化してから、はじめて支援につながる人もいます。ただ、学校に行かなくなると、支援を提供することが難しくなりますし、思春期になって体も大きくなってから非行をやめさせることは難しいです。家庭で暴れたり弟や妹をいじめているからといって、怒鳴ったり体罰を加えて無理やりやめさせようとしても、逆効果で、そのようなことをすると、怒鳴ったり体罰を加えなければ、やめない子どもになってしまいます。不適応的な行動がみられる場合、できるだけ適応的な行動に置き換えるのが基本で、就学前や学校に通い始めた低学年のうちに対応し始めます。できるだけ早く子どもの特性を理解して、特性に応じた支援につなげます。うまくいかなかった体験が増えてトラウマのようになる前に、できるだけうまくいった体験をも増やしていくことを目指します。子ども本人にとって何が得意なことかは、実際にやってみなければわかりません。地域の様々な支援者に関わってもらい、大きな失敗体験にならないよう、スモールステップで対応し、小さな成功体験でいいので、コツコツと積み重ねていきます。

7-2-3 給食の時間が苦手

よくあるケース：小学校3年生、女児。家ではよく話すが、学校では一人で静かに過ごすことが多い。以前から偏食が強かったが、自宅では本児が食べやすいものを母親が作って食べさせていた。少人数でアットホームな幼稚園に通い、給食ではなく弁当を持参していた。校区の小学校に入学し、給食は食べ残しが多かったが、1年生の担任は無理強いせず、同じクラスに幼稚園のころから仲のいい女児がいてサポートしてくれていた。3年生になってクラス替えがあり、新しい担任から時間内に全量摂取するよう強く指導されるようになった。同じ幼稚園出身の子どもがクラスにおらず、休み時間も一人で過ごすようになり、家でも学校の話はしなくなった。このころ、母親はパートを始めたが、近所に住んで本人をかわいがっていた母方祖母が体調を崩し、母が祖母の世話をしに出掛けることが増えた。しかし、結局祖母は亡くなった。本人は、朝に腹痛やめまいを訴えるようになり、学校を遅刻しがちになった。登校しても、給食の時間が近づくと、めまいや過呼吸を訴え、保健室を利用したり、早退することが増えた。近くの小児科を受診したが、身体的に大きな異常はなかった。2学期になって、学校にいけなくなった。

考えられる感覚の問題

● 学校環境や家庭環境の問題。

● 子どもの特性（感覚過敏・知的・発達障害・その他メンタルヘルス）の問題。

このような場合も、学校環境の問題、家庭環境の問題、子ども本人の特性にわけて考えます。最近、急に行動が変わった場合、何か生活環境の変化に伴って、行動が変わった可能性があるので、行動が変わった時期に学校や家庭などの生活環境に変化がなかったか、まずは全体的に丁寧に検討します。学校だけの問題のように見えて、家庭の問題が隠れている場合もありますし、その逆もあり得ます。環境の変化に伴って子どもの行動が変わった場合、まずは環境調整を考えることになります。本人に対応方法を習得してもらったり、本人が成長することを待ってもいいのですが、時間がかかる場合も多く、その間に事態が、ますます悪化する場合もありますので、環境の変化に伴って、子どもの行動が変わった場合は、まずは環境を変えられないか、関係者の間で相談することになります。ただ、どのような環境の変化が影響しているのか適切にアセスメントを行えていないと、対応を誤る可能性があります。様々な可能性を想定して、丁寧にスモールステップで考える必要があります。

このケースの場合、まずは学校のクラス替えが影響している可能性が考えられます。学校の中では、病気のこと全般については、養護教諭が詳しいことになっていますし、発達障害特性については、特別支援教育コーディネーターなどが詳しいことになっています。担任の先生は、メンタルヘルスに対する理解や発達障害特性に対する理解があるかどうかは個人差があります。最近は、多くの学校で、養護教諭を中心とする支援体制を作っており、その中にスクールカウンセラーなども入っています。

そして環境調整を考える場合は、校長先生や教頭先生などの管理職の先生にも関わってもいます。先生による支援を考える場合、現実的で指導的な役割と支持的で受容的な役割というように役割を分けて複数の先生が対応します。

家庭環境を変えることは簡単ではありません。亡くなった祖母を生き返らせることはできないでしょう。母親がパートを始めたのは経済的な問題があるのでしょう。経済的な支援を含む子育て支援は何か対策を考えられるかもしれません。子どもや家族の状態をしっかりアセスメントして受けられる支援について考えます。

そして、子ども本人の特性に関する問題です。給食の時間は、様々な感覚刺激に満ち溢れています。給食の準備中も食事中も、通常の授業より騒がしくなりがちです。様々な人の動きがあり、配るものも多く、視覚的な情報が大量にあります。もちろん臭いや味の問題もあります。メニューを個人ごとに変えることには限界があるので、苦手なメニューもあるでしょう。給食時間中に落ち着かなくなる子どもは目立ちますが、中には静かに耐えている子どもや、食が進まず時間がかかる子どももいます。本人にとっては非常に苦痛な場合もあるので、周囲の先生たちが気づいてあげます。その背景には、感覚過敏や発達障害の特性があるかもしれませんし、知的な問題や他のメンタルヘルスの問題が隠れているかもしれません。学校の教職員や家族で相談して、少しずつスモールステップで、本人が安心して落ち着いて給食を食べられるようにしてあげます。

7-2-4 登校時に腹痛、学校に行きたがらない

よくあるケース：小学校5年生、女児。大人しい性格。生後まもなく両親が離婚し、母と二人暮らし。成績は悪くなく、漢字や計算は好きだが、作文や音楽、図工、体育は苦手だった。几帳面だが、時に不注意がある。5年生になってクラス替えがあり、教室が騒がしくなった。2学期に入り、席替えがあり、騒がしい男児2名と席が近くなった。お気に入りの筆箱がなくなったときに、周りの席の男児から、本人の片づけが悪いせいにされた。帰宅後は、母から筆箱をなくしたことを、責められ、こづかいを減らされた。しばらくして起床後の腹痛、めまいなど訴え、学校を休み、自分の部屋にこもりがちになり、腕や太ももなど服の上からみえないところに引っかき傷が増えた。休むたびに心配した教師が家庭訪問をしたが、本人は会いたがらなかった。次第に教室に入ることも怖くなり、登校できても保健室登校になった。3学期に入るころ、養護教諭に対して、特定の同級生が近所に来て自分の悪口を言っている声が聞こえるといいだした。

考えられる感覚の問題

- 学校環境でストレスが多い。
- 家庭環境でストレスが多い。
- 子どもの特性（感覚過敏・知的・発達障害・その他メンタルヘルス）の問題。

このケースでも、学校環境の問題、家庭環境の問題、子ども本人の特性にわけて考えます。年度変わりは進級進学、クラス替えなど、子どもにとって大きな学校環境の変化があります。ただ、年度変わりに生活環境が変わるのは、大人も同じで、特に仕事をしている家族にとっては様々な変化がありえます。年度が変わって、クラス替えがあり、担任が変わった場合は、生徒どうしや先生との間の人間関係や教室の配置など学校環境の変化による影響をまずは考えますが、それ以外にも親の転職や就職、きょうだいの進学・就職など様々な可能性を考えながら、周りの人と協力して情報を集めながら、必要な支援を考えていきます。

学校の問題として考えられるのは、学校環境の変化です。学年が変わった、席替えした、先生が変わったなどもあるでしょう。場合によっては、いじめなどの重大な問題が隠れている可能性も考えられるので、子どものおかれている状況について、多くの人で情報交換しましょう。担任だけでなく、特別支援教育コーディネーターや養護教諭にも関わってもらいます。感覚過敏が強いようだと、座席の配置を配慮して、騒がしくなりすぎないように、穏やかで優しい子どもを周りに配置するなどの工夫が必要かもしれません。保健室や空き教室で過ごすなどの学校環境調整を行う必要性があるかもしれません。また、隠れたイジメがあるかもしれません。幻聴を示唆するような言動もありイジメなどのトラウマ体験が精神疾患の発症に影響している可能性も考えられます。そうなると、医療との連携について、学校としてしっかりした対応をしていただく必要がでてきます。校長や教頭などの管理職の関りが必要です。

家庭環境に関しても、しっかりと目を向けていきます。シングル・ペアレントは様々な面で育児が大変です。一人の人が成長していくためには、現実的な側面に目をむけ、厳しく指導的な役割を担う大人と、一緒に楽しんだり、子どもの本人のしんどさを受け入れて優しく対応してくれる大人の少なくとも二つの役割をもつ大人の関わりが必要です。小さい赤ちゃんのうちは、要求の種類も限られており、眠たい、おなかが空いた、オムツが汚れて不快、しんどいなど、限られた状況に対応すればいいので、ほとんどすべての願望を一人の大人が満たしてくれるかもしれませんが、成長していくに従い、要求も複雑になり。様々な役割の大人が必要になるでしょうし、思春期になると、なおさらです。シングル・ペアレントの場合、仕事と育児、家事など様々な役割を一人の親が担うことになります。そうなると、どれも十分に対応できず、納得がいくような成果が得られない場合もあるでしょう。時間的にも経済的にも余裕がなくなり、精神的な余裕もなくなるでしょう。学校環境が子どもにとってしんどい場合、せめて安心できる居場所を家庭が担ってくれたらいいのですが、家庭が本人にとって安心して過ごせる場所になっていないかもしれません。最近は、子育て支援に関して、少しずつ新しい制度ができてきていますが、シングル・ペアレントの場合、忙しすぎて自分自身や家族にとって役に立つ支援に関する情報を得ていないかもしれません。過労に伴い、メンタルヘルスの不調を認める親もいるかもしれません。このような状態の場合は、ますます悪循環に陥る可能性もあります。周囲の大人が早めに気づいてあげて、協力しながら少しずつ支援を受け入れてもらいます。

　そして、子ども本人の特性に関してです。身体的な不調を訴える場合は、まずは身体的な病気を見流さないことが重要ですが、ストレスに伴い身体症状の可能性も考えておきます。感覚の問題を持っているとストレスを感じやすいですし、他にも発達障害的な特性や知的な問題を持っている場合も環境になじめずストレスを感じやすいです。感覚の問題を含め、本人の特性をしっかりと理解して、本人のニーズに応じた配慮を考えます。そのためには、学校の特別支援教育コーディネーターなどとも相談しながら、考えていきます。また、幻覚や妄想など何らかの精神疾患が疑われる場合は、早めに医療機関に相談にいきます。各都道府県に設置されている精神保健福祉センターや福祉保健所などでもメンタルヘルスの相談を受けつけている場合もあります。このような支援を考える場合、本人や家族にとっては新しい状況の連続になり、柔軟に対応することが難しい場合も多くあります。少しずつ本人や家族が安心して受け入れていけるように、周囲の様々な立場の支援者が、ある程度同じ方向をむいて、少しずつ関わって行きます。

7-3 学校編――中高生編

子どもは中高生、早いケースでは小学校の高学年になると、自分でできることも増え、人間関係や生活範囲も広がります。進路の問題や異性を含む人間関係など、悩みの種類も増えます。教科ごとに教員が変わり、担任と過ごす時間は減りますが、多くの大人と接することになります。親を含む大人の言うことを聞かず、行動上の問題が表面化しやすくなり、そのため医療機関をはじめ様々な機関が関わるケースもあります。行動上の問題は、不登校や精神疾患、自傷・自殺など、本人がしんどくなる問題もあれば、ゲームなどへの依存や万引き、深夜徘徊などの不良行為として表面化する場合もあります。

支援においては、小学校のころまでに支援体制がある程度整っていれば、それを継続しながら本人の問題に応じた関係機関と連携していきます。本人だけでなく家族への対応も難しいケースでは、保護者も感覚の問題があってこだわりが強く、柔軟に対処できず、変化が苦手で、自分のやり方を変えられない人なのかもしれません。そのような場合は、家族に子どもの対応を変えてもらうことを期待するより、子ども本人の成長に期待した方がスムースに行く場合があります。

中高生になると、進路を意識しはじめ、将来のことを少しずつ考えるようになります。それまでに上手くいかなかった経験、いわゆる失敗体験が多いと、自己評価や自己肯定感、自尊感情が低く、自暴自棄になりがちかもしれません。このような子どもを一人の支援者だけで支援することは困難ですが、地域の多くの関係者が連携して、しっかりと見守り、状況に応じた支援を迅速に行いながら、子どもの成長や自己実現を支えていければ、何とかなるかもしれません。そのような将来の希望を子どもに持ってもらえるようにすることは重要で、そのためには、信頼のおける身近な支援者と少しずつスモールステップで根気よく対応していけるようにします。ただ、感覚の問題を持っていると、多くの場合、信頼関係を築くにも時間がかかります。できるだけ問題が小さいうちに、早めに対応していきます。

中学生にあがるまでに支援を受けてこなかった場合は、できるだけ早く支援体制を整える必要があります。ただ、子どもや家族と相性のいい支援者がいるかどうか、実際に関わってみないとわかりません。学校の担任だけでなく、養護教諭や特別支援教育コーディネーター、校長や教頭などの管理職とも少しずつ相談を進めていき、本人の問題に応じた関係機関につなげてもらいます。その際、学校や教育委員会などにスクールソーシャルワーカーがいれば、相談するといいでしょう。

学校以外の相談窓口として、都道府県レベルだと児童相談所などありますが、市町村レベルでも、児童相談所などにつながる子育て相談の窓口があります。このような相談窓口にはたいてい保健師やソーシャルワーカーなどの専門職が配置されおり、子どもの問題に応じた関係機関につなげてもらいます。身近な民生委員や児童委員に尋ねてもいいでしょう。

7-3-1 不登校

よくあるケース：中学2年生、女児。大人しい性格。父親は、工業高校卒業後、父方祖父の営んでいた町工場を手伝った。母は父と高校の頃から交際しており、母方祖父が、気分の波が大きく仕事が長続きせず、家計が不安定だったため、大学進学を断念し、高校卒後、市役所に勤務し、成人を迎えたところ父と結婚して退職し、祖父や父の町工場を手伝った。本人は就学前から様々な習い事をしていた。小学5年になって、平日は、ほとんど毎日放課後は進学塾に通うようになった。帰宅後は塾の復習や学校の宿題などをして、睡眠時間が短くなった。小学6年になり、週末も塾に通うようになった。この頃、初潮を迎え。、起床時のめまいや頭痛などを訴え学校や塾を休みがちになった。第2志望の遠距離の私立の新興進学校に入学し、早朝から電車を乗り継いで登校するようになった。宿題やテストが多く、早朝や放課後には補習を受けさせられた。大人数のクラスで、休み時間になると騒がしく、なじみにくかった。1年の5月末の中間テストが思うようにいかず、6月ころから休みがちになった。2学期から不登校になり、中学2年で、地元の中学に転校した。

考えられる感覚の問題

- 学校環境でストレスが多い。
- 家庭環境でストレスが多い。

● 子どもの特性（感覚過敏・知的・発達障害・その他メンタルヘルス）の問題。

考えられる支援のポイント

● まずは休養、リハビリ的に少しずつスモールステップで。

不登校は重要な問題で、このような場合も、学校環境の問題、家庭環境の問題、子ども本人の特性にわけて考えましょう。最近、急に行動が変わったようにみえて、その伏線になるようなエピソードは、その数年前、さらには乳幼児期、親の世代にまでさかのぼってみられる場合もあるかもしれません。丁寧に情報を集めて、現状にいたった経緯を見極めること、そのためには、本人や家族が安心して相談できるような関係を作りながら、本人や家族のおかれた状況を適確に把握し、適切な支援につなげます。学校の問題として考えられるのは、学校環境の変化です。思春期にあって身体的な変化も大きく、心身が不安定になりやすい時期には、遠距離通学は、ストレスが大きい場合もあります。また、私立の学校は、それぞれが独自の校風を持つことも多く、本人や家族のライフスタイルにマッチすれば、うまく成長できますが、合わない場合、非常に居心地が悪く、精神的にしんどくなる場合があります。市町村立の学校の場合、市町村の福祉や保健の担当者と連携がとりやすい場合もありますが、特に遠距離の私立の場合、連携が難しい場合もあります。子どもにとっては、学校生活は、これまで経験したことのない初めてのことの連続です。子どもが、自分に起こることを先の見通しを立てながら、自分の学校生活の計画を立てることは難しいでしょう。周囲の大人、すなわち家族や学校の先生たちが、その子どもにこれから起こるであろうことを予測しながら、本人と一緒に考えていくことになります。ただ、校風によっては、子どもの心のケアや学外の支援機関との連携に慣れていない学校もあります。市町村立の学校の場合、市町村の福祉や保健などの行政との連携は行いやすいですが、それ以外の学校の場合、難しい場合もあります。中学校の場合、学校に行かなくても卒業できますが、全日制の高等学校の場合、ある程度学校に登校できていなければ、進級もできません。進学前から、その子どもに合った学校かどうかを、しっかりと見極め、実際に進学してみて、合わないと判断された場合は、思い切って学校の環境を見直すことも早めに検討した方がいいでしょう。

ただ、親が子どもの頃に育った環境と、子どもが育つ環境との間に大きな隔たりがある場合、親が子どもの置かれている状況をイメージしにくい場合があります。また、親が子どもに自分の夢を託したり、期待が大きい場合、親の考えを変えることが難しく、子どものストレスが長く続く場合があります。親が子どもに期待するのは自然な感情です。子どもも親の期待に応えたい気持ちがあるでしょう。親が、どのような経緯で、そのような考えを持つにいたったかを丁寧に聞き、親子の間で折り合いがつけられるようにします。

そして、子ども本人の特性に関してです。思春期になると、うつ病や統合失調症など、成人でもみられる精神疾患を発症する可能性があります。そのような場合は、家族にも同じような病気をもつ人がいる場合もありますが、メンタルヘルスに対する理解は、一九九〇年代以後に進んできますので、それ以前の世代の場合、見過ごされている場合もあります。感覚の問題や発達障害的な特性は、小学校の低学年くらいまでが、わかりやすいのですが、おとなしい性格の場合、目立たない場合もあります。そのような場合は、感覚の問題や発達障害特性があるものと思って、支援を考えます。

7-3-2 非　行

よくあるケース：中学1年生、男児。両親は小学1年のころに離婚し、母方祖母宅に転居した。母方祖母は嘱託の看護師をしていて、離婚歴がある。母は、高校中退後、安定した職には就かず、19歳で本人を妊娠して結婚した。本人は、就学前は些細な刺激に反応しやすく、落ち着きがなく、注意や集中も長続きしなかった。母が大声で怒鳴りつけると、本人は固まって大人しくなるため、怒鳴って大人しくさせるやり方が親子の間で定着した。母は、中学生のころから気分の上がり下がりが大きく、気分が落ち込むと学校を休みがちで、そのようなときは心療内科診療所を受診した。母は仕事も長続きしなかった。祖母は正義感やこだわりが強く、母と祖母は折り合いが悪く、時折母は激高して夜中に家を出て、2、3日帰宅しないこともあった。一家は小学2年のときに市営住宅に転居し、転校した。この頃から、勉強についていけず、クラスから孤立しはじめ、時折万引きするようになった。小学校5年で、母親がSNSで知り合った他県の男性と同居するようになった。本人は、ネットゲームや動画視聴に没頭するようになり、生活リズムが乱れ、学校を休みがちになった。中学に入り、万引きや夜間徘徊が頻回にみられるようになり、何度か警察に保護された。授業を抜け出そうとしたのを止めに入った教師に殴る蹴るの暴行を加えたため、警察に通報された後、児童相談所で一時保護となった。

考えられる感覚の問題

- 子どもが感覚過敏。
- 子どもの特性（感覚過敏・知的・発達障害・その他メンタルヘルス）の問題。

考えられる支援のポイント

- 被害者支援と加害者支援。
- 学校環境や家庭環境の調整は、早期からスモールステップで対応。

非行も重要な問題で、このような場合も、学校環境の問題、家庭環境の問題、子ども本人の特性にわけて考えますが、それぞれがつながりをもって影響しあうので、問題行動が活発なときは、小まめに状況を把握しながら、状況の変更に迅速に対応していく必要があります。薬物療法やタイミングを逃さない思い切った環境調整が必要な場合もあります。家庭環境が変わったことが学校での行動に影響することもあります。非行で不登校もある場合は、不登校の項目（7‐3‐1）も参考にしてください。

学校の問題として考えられるのは、学校環境の変化です。学年が変わった、席替えした、先生が変わったなどもあるでしょう。クラブ活動や委員会活動など友達や先輩との関係もあるかもしれません。まわりに落ち着かない友達や先輩がいると巻き込まれているかもしれません。場合によっては、いじめなどの重大な問題が隠れている可能性も考えられるので、子どものおかれている状況について、多くの人で情報交換しましょう。非行に伴う重大な事件や事故などが、被害者にも加害者にも大きなトラウマとなり、その後の成長に影響するかもしれません。そのような事態が発生しないよう、早期の対応が必要ですし、万が一そのような事件や事故が発生した場合、被害者にも加害者にも何らかの支援が必要になります。非行に対する現実的な指導や罰則だけでなく、本人がこれまで成長する過程で受けたトラウマのようなしんどい状況を理解して受け入れて共感し支えていくことが必要です。そのため、学校でも担任だけでは対応できないことは明らかなので、校長や教頭などの管理職、特別支援教育コーディネーターや養護教諭に加え、スクールソーシャルワーカーやスクールカウンセラーなど非常勤の職員も関わり、警察や児童相談所、そのほか医療や福祉、保健など学校外の機関と連携することになります。環境調整はスモールステップで少しずつ行うのがいいのですが、問題行動が大きい場合は、早急に思い切った環境調整を決断することになり、司法的な判断が求められる場合もあるでしょう。

家庭環境が子どものメンタルな問題に与える影響は、乳幼児期に始まり長く根深いものがあります。引越しした、家族の仕事が変わった、家族が増えた、家族が減ったなど、わかりやすい家庭環境の変化の場合は、対応を考えやすいかもしれません。中には、親や祖父母の代までさかのぼる、根深い影響もあるかもしれません。親や祖父母の精神疾患や発達障害特性、感覚の問題は、それぞれの家族が育った時代や地域が背景にある場合もあります。そのような場合は、家族のメンタルヘルスに対する支援が必要になります。子どもの一番の支援者である親や祖父母が、しっかり子どもを支えられるように支援します。

そして、子ども本人の特性に関してです。本人が周囲から孤立し、家庭にいても居心地が悪く、時間や寂しさをもてあまして、感覚探求的に万引きなどの不適切な行動を衝動的に行ってしまう場合、それを無理にやめさせようとすると、かえって不快に感じてストレスが増し、陰にかくれて、ばれないようにこっそりと同じような不適切な行動を繰り返したり、場合によっては、さらに重度の不適切行動にいたるかもしれません。このような行動がよくないことは、本人もわかっていますが、やめられません。孤立して寂しい場合は、学校や家庭の中に本人が居心地よく過ごせる居場所を設けたり、健康度が高くリーダーシップがとれ面倒見のいい子どもたちと交流しながら、自己肯定感や自己効力感を持てるようにする機会を作ったり、学級運営が重要になる場合もあります。学級運営というと担任の役割になりますが、非行に対する理解を学級運営に反映する場合は、校内の様々な役割をもった職員との連携が必要になります。

また、本人の知的な面や発達障害特性などにより、クラス内で孤立する場合もあります。その場合は、本人の特性に応じた指導が必要になります。本人が周りに影響されずに学習に取り組めるよう、刺激が少ない落ち着いた環境が必要になる場合が多いです。場合によっては、クールダウンスペースを設けて、本人が衝動的に不適切な行為をしそうになったときに、気持ちを落ち着けられる居場所をつくります。ネット依存などによる生活リズムの乱れに対応するためには、家庭の協力も必要です。

家にこもってネットばかりしている生活を変えるためには、家庭の外にやりがいを感じる取り組みが必要です。ゲーム会社が総力を挙げて多くの利用者に楽しんでもらおうと開発したゲームへの依存に対応するためには、個人や個々の家族の努力だけでは対応できません。また、ＳＮＳにからんだトラブルなどで気づかないうちに犯罪に巻き込まれている場合もあるかもしれません。個人や個々の家族が、様々な支援者とつながって組織的に対応する必要があります。非行で不登校もある場合には登校を促すときは、まずはメンタルな問題や行動上の問題などが、しっかり落ち着いてから、リハビリ的に少しずつスモールステップで登校時間を検討していきます。長期休暇後の生徒のメンタルヘルスがよくないことは、よく知られています。不登校状態から学校に戻る時は、さらに深刻ですので、無理をしないようにします。

7-3-3 行動の爆発をコントロールできない、教室でじっと座っておれない

よくあるケース：中学2年生、男児。幼児期は、掃除機や洗濯機の音を嫌がり、母が掃除をし始めると、癇癪を起こしていた。幼稚園のころは、道路標識が好きで、ミニカーを並べる遊びに没頭し、本人のお気に入りのミニカーで他児が遊んでいると、他児を叩いて取返し、他のミニカーを他児に投げつけ、顔面に裂傷を負わせたため、保護者同士のトラブルに発展し、収拾がつかなくなり、間に入った幼稚園の先生が抑うつ状態になり休職し、相手が就学時に転居し、ようやく収まった。小学生のころから勝負ごとにこだわることが目立ち、一番になれないと怒り出し、相手や教師たちと口論になり、ときに激昂し物や人に対して暴力を振るい、教室を飛び出した。計算や漢字は好きだが、ミスが多く、一度間違えて覚えると修正に時間がかかった。短距離走は速くても球技は苦手であったが、クラブ活動にサッカーを選んだ。チームスポーツはルールの理解に時間がかかり、うまくいかないとチームメートのせいにしたため、周りの子どもから相手にされなくなった。小学5年生ころから塾に通い始め、スマートフォンを持たされると、動画視聴やインターネットゲームに没頭し、夜更かししがちになった。中学受験に失敗し、地元の公立中学校に入学したころは、朝起きにくく、学校は遅刻しがちになる。次第に授業についていけず、居眠りをするようになった。中学1年の3学期に理科の授業中に寝ていたところを、注意した教師や周りの生徒に対し激昂し、教室を飛び出して帰宅した。この日を境に登校しなくなり、昼夜逆転の不規則な生活となった。中学2年の夏休みになって、「友達

が家の近くにきて、悪口を言っていて、つらくて死にたい」と、言い始める。

考えられる感覚の問題

●子どもの特性（感覚過敏・知的・発達障害・その他メンタルヘルス）の問題。

考えられる支援のポイント

●学校環境や家庭環境の調整は、早期からスモールステップで対応。

非行に至らないまでも、行動の爆発や衝動をコントロールできないことは、社会生活に支障をきたす重大な問題です。ここでも、学校環境の問題、家庭環境の問題、子ども本人の特性にわけて考えましょう。思春期になって、身体的にも精神的にもある程度成長すると、周りの大人の言うことは聞き入れなくなるため、就学前や小学校低学年のころに何か気になる特性があった場合、できるだけ早期に対応します。感覚の特徴に課題がある場合、それに対応するためには、スモールステップで少しずつ対応していくため、時間がかかります。そのことも視野にいれて、できるだけ早めに少しずつ対応していきます。その際には、学校など家庭外の環境、家庭内の環境、そして本人自身の特性について、検討します。不登校もある場合は、不登校の項目（7 - 3 - 1）も参考にしてください。

学校の問題として考えられるのは、学校環境の変化です。進学・進級に伴い、学習の内容や方法が変化し、周囲の子どもが成長していく中で、就学前から適応が難しく、徐々に子どもの集団の中についていけなくなり、孤立感が増す場合があります。小学校の低学年くらいまでは、何とか家庭や一人の担任で対応できても、小学高学年以後、思春期になり、心身ともに大きく変化してくると、悩みも複雑になります。委員会活動や部活など、校内でも活動の幅が広がり、求められる役割も多様化し、担任以外が関わる機会も増えてきます。孤立が深まると、いじめなどの重大な問題に発展する可能性があります。担任だけでなく、特別支援教育コーディネーターや養護教諭、スクールカウンセラー、校長や教頭など、幅広く、少しずつ関わります。

家庭環境も子どものメンタルな問題に影響します。感覚の特徴や発達障害的な特徴は、家族内で似ていることが多くあります。子ども本人や家族が感覚過敏で、不安が強く、怒りっぽく、こだわりも強い場合、一度トラブルになると、収拾をつけることが難しくなる場合があるので、慎重に検討する必要があります。そのような場合、本人だけでなく家族もメンタルヘルスの問題を抱えている場合もあります。また、そのようなトラブルに巻き込まれた支援者も、何らかのメンタルヘルスの問題を抱えてしまう場合があります。家族が精神疾患をもつ場合や、感覚過敏や発達障害特性が強い場合、家庭環境が不安定かもしれません。衝動的な行動上の問題に伴う重大な事件や事故などが、被害者にも加害者にも大きなトラウマとなり、その後の成長に影響するかもしれません。そのような事態が発生しないよう、早期の対応が必要ですし、万が一そのような事件や事故が発生した場合、被害者にも加害者にも何らかのメンタルヘルス上の支援が必要になります。そのような場合、家族への支援も重要で、メンタルヘルスの専門家の助言やコンサルテーションなどが必要になります。最近は母子保健における メンタルヘルスの相談など、市町村で取り組む自治体が増えています。子どもに対する支援、家族に対する支援など、様々な立場の支援者に早期から関わってもらいながら、対応することになります。

子ども本人の特性に関してです。就学前から感覚の問題や発達障害特性を認めたとしても、家族がそれを認めづらい場合、支援が遅れがちになります。学校に通えている間は、何らかの支援が学校を通してなされるかもしれませんが、学校に通えなくなると支援が入りにくくなります。思春期になると様々なメンタルヘルス上の問題を認めるようになり、中には幻覚や妄想のような統合失調症様の症状もあります。また、うつ病から死にたい気持ちが高まり、自殺を企てるなど、生命に危険をもたらす可能性もあります。このような事態を防ぐために、考えられるあらゆる手段を用いて、メンタルヘルスの改善を図らなければなりません。各都道府県や政令指定都市などに設置されている精神保健福祉センターや福祉保健所では、様々なメンタルヘルス上の問題について相談を受けております。より身近な市町村に相談して、精神保健福祉センターや福祉保健所と連携してもらうのがいいですが、本人や家族の障害受容が少ない場合、身近な支援者には頼りにくい場合があります。そのような場合、精神保健福祉センターや福祉保健所に直接相談し、これらの機関と連携の取りやすい医療機関を紹介してもらいます。ただ、何らかの精神病症状をもって自宅にひきこもった場合、対応は非常に困難です。できるだけ、そうならないように、早い時期から対応します。

7-4 職場編

メンタルヘルスに課題のある人の就労支援に関しては、現在の勤務先の有無や本人の病状など、その方のおかれている状況に応じて、対応策が変わってきます。例えば勤務先の有無に関しては、①現在、勤務先がない場合、②現在勤務先はあるが、メンタルヘルスの問題があり休職しており、復職を考えている場合、③現在勤務している場合に、大きく分けられるでしょう。

また、本人の病状に関しては、㋐既に精神障害や知的障害、身体障害など、何らかの障害をもち、障害者保健福祉手帳をもっている場合、㋑障害者保健福祉手帳は持っていないが、何らかの精神疾患や発達障害、知的障害の診断を既に医療機関で受けている場合、㋒精神疾患や発達障害、知的障害の診断は受けていないが、何らかの疾患あるいは障害を持っている可能性があり、本人は受診したい場合、㋓精神疾患や発達障害、知的障害の診断は受けていないが、何らかの疾患あるいは障害を持っている可能性があり、受診につなげたいが、本人は受診の必要性を感じていない場合に大きく分けられます。

例えば、①の場合、㋐のように障害者保健福祉手帳を持っているかどうかで、対応が大きく異なります。①かつ㋐の場合、障害者就労を目指し、スモールステップで少しずつ関係機関と調整することになるでしょう。ハローワークや障害者生活・就労支援センターに登録しながら、就労支援事業所など本人の特性や能力に応じて様々な支援機関と連携をとります。㋑～㋓のように障害者保健福祉手帳を持っていない場合、手帳を取得できるかどうかを考えることになりますが、申請には、該当する障害で初めて医療機関を受診してから半年以上経過していなければならず、申請したとしてもすぐに取得できるわけではないので、早めに主治医と相談します。特に㊓の方の場合、本人は受診の必要性は感じていなくても、ご家族など周りの人は困っていたり心配したりしているでしょうから、周りの人だけでも、メンタルヘルスの問題に対する支援に関して、市町村の保健師や都道府県・政令指定都市の精神保健福祉センターなどに相談するといいでしょう。

②の場合、職場とも連携しながら、復職支援について考えます。その際、病状の回復に向けた本人への支援も重要ですし、病状や特性に応じて就労条件など職場環境の見直しを行うことも必要でしょう。㋐や㋑のように何らかの障害や疾患の診断がついている場合、医療機関や産業医などにも関わってもらいながら、職場復帰をめざします。㋒や㊓の場合、医療機関を受診し、何らかの障害や疾患がないか相談すると産業医など職場内の支援体制との連携がスムースになるかもしれません。職場復帰を目指す場合、復職支援プログラムを導入している職場であれば、そのプログラムの流れに従って相談していくことになります。復職支援プログラムがない場合も、スモールステップで少しずつ復職していきます。おおよそ一週間から一か月ごとに病状や勤務状況などを振り返り、就労条件など職場環境を見直します。リハビリ的な考え方が必要になります。状況次第では職場の異動や転職も考えないといけませんが、その場合、本人だけでなく家族や異動前の職場の関係者、異動後あるいは転職後の職場の関係者など、影響を受ける人が多いので、慎重にスモールステップで進めます。転職を行う場

合は、一旦退職することになります。再就職先を選ぶ場合、少なくとも、本人の特性への理解がある職場を選ぶことが望ましいでしょう。場合によっては、障害者就労も選択肢の一つになるでしょう。

このような支援は③の場合でも同様です。本人の病状の回復に向けた支援も重要ですし、病状や特性に応じて就労条件など職場環境の見直しを行うことも必要でしょう。勤務を続けることで病状が増悪する場合、病気休暇の取得や休職を行い、②に準じた支援を考える必要もあるでしょう。職場を休むことになったとしても、長期にならないよう、普段からのメンタルヘルス対策が重要です。

7-4-1 就労支援、新しい職場へ就職

よくあるケース：28歳、男性。生来おとなしい性格で、友達づき合いは少なかった。小学生のころから年度初めなどに腹痛や頭痛を訴え、登校をしぶりがちであった。高校時代は部活の人間関係に悩み、不眠で学校にしばらくいけない時期があり、進級が危ぶまれたため近くの心療内科を受診した。何とか高校を卒業し首都圏の大学に進学し、5年かけて卒業。いくつか就職試験を受け、唯一採用された会社に入社したが、電話の対応がストレスで、夜間にインターネットのゲームや動画視聴に没頭して出社できなくなり、3か月で退社し実家に戻った。実家では、将来を不安に思った家族との間で口論になることが多く、家族が寝静まった深夜にネットでゲームや動画に没頭することが増え、昼夜逆転しがちだった。本人の精神状態を心配した家族が、市町村の相談窓口やハローワークへの相談を経て、高校のときに受診した心療内科に相談した。

注意するポイントと考えられる感覚の問題

- 感覚の問題に理解があり、信頼できる相談相手を探しましょう。
- 心身の状態や生活リズム、家庭環境が安定するように気をつけましょう。
- 精神障害者手帳や療育手帳などを持っている場合は、活用しましょう。
- 地域の就労支援の相談機関を活用しましょう。

●就労前に実際の業務を体験するなど、スモールステップで相談しながら進めましょう。
●就労後はこまめに相談し、勤務を続けるのが難しい場合は、心身の状態や生活リズム、家庭環境に支障をきたさないうちに、次のステップを相談しましょう。

就労支援を行う場合、本人が精神障害者手帳や療育手帳などの福祉の支援を受けやすい状況にあるのか、精神疾患や発達障害などで医療的な支援を受けやすい状況にあるのか、そのような状況にないのか、によって対策は異なるでしょう。就職活動は、人生の一大イベントのひとつなので、できれば時間をかけて、様々な人と相談しながら、少しずつ丁寧に進めます。一人で進めるのでなく、理解のある相談者と一緒に進めた方がスムースに行くことが多いので、相性のよい相談者を見つけます。

就労支援を行う前に、就労できる状態にあるか見極めます。心身の状態や生活リズム、家庭環境などが不安定だと、せっかく良い職場が見つかっても、定着しないかもしれません。早寝早起きを毎日はできなくても、ある程度生活リズムが安定し、決まった時間に決まった場所に行けるようになれば、何かできる仕事は見つかるでしょう。できるだけ心身の状態や生活リズム、家庭環境が安定するように気をつけましょう。

精神障害者手帳や療育手帳などを持っている場合、障害者就業・生活支援センターなど身近な支援機関に相談し、本人のおかれている状況に応じて少しずつ慎重に進めていきます。何らかの精神疾患や発達障害などを持つ場合は、精神障害者手帳や療育手帳を取得できるのであれば取得しておくと支援がうけやすくなるでしょう。手帳が取得できなくても、受診している医療機関などによっては、就労支援を行っている場合もあるでしょう。最近は、地域若者サポートステーションでも就労支援を行っている施設を紹介してもらえる場合があります。疾患のない方でも利用できるので、相談するといいでしょう。

就労支援を行う場合、スモールステップで行います。できれば、実際に職場を見学し、可能であれば試用期間など実際の業務を就職前に体験できるといいでしょう。具体的なイメージをもちやすくなります。実際に職場でその業務を体験しないと、騒音レベルや照明のレベル、においなどの感覚の問題に気づきにくいものです。どのような人が働いているのか、実際に知ることで、感覚の問題に理解をもってもらえそうかなどもわかるでしょう。感覚の問題は個人差も大きく、実際に働きながら少しずつ相談して対応することになるので、そのような慎重で丁寧な姿勢が職場にあるかどうかを見極めます。

実際に就職できたら、就労の定着を目指します。そのためには、職場内でこまめに相談しやすい人を見つけておきます。大きな問題が起こってから対処するのは難しいですが、こまめに相談し問題が大きくなる前に対処できれば、就労が定着しやすいでしょう。ただ、続けるのが難しい場合は、心身の不調や生活リズム、家庭環境に支障をきたさないうちに異動や転職など次のステップを考えた方がいいかもしれません。

7-4-2 復職支援、現在の職場適応の改善

よくあるケース：36歳、男性。発達上は大きな問題なく高校を卒業し、地元の会社に就職した。28歳で職場結婚。30歳で第一子、33歳、35歳で第二、第三子をもうける。第一子が就学をひかえたころに住宅ローンを組んで一軒家を購入した。このころ、妻が正社員として仕事を再開する。第一子が就学時健診で集団に適応できないことを指摘される。子育てやローンの返済などがストレスになって不安が高まり、妻との口論が増え、不眠になり食欲も低下した。この頃、支店から本店の人が多く騒がしい部署に異動になった。朝起きられず仕事にいけなくなった。近所の心療内科診療所を受診し、うつ状態で数か月休職した。薬物療法と安静休養で、うつ状態は改善し、職場復帰について考えるようになった。

- 注意するポイントと考えられる感覚の問題
- 感覚の問題に理解があり、信頼できる相談相手を探しましょう。
- 心身の状態や生活リズム、家庭環境が安定するように気をつけましょう。
- 精神障害者手帳や療育手帳などを持っている場合は、活用しましょう。
- 職場のメンタルヘルスの支援体制を活用しましょう。
- リハビリ的に段階を踏んで計画的にスモールステップでの復職を目指しましょう。

●復職後はこまめに相談し、勤務を続けるのが難しい場合は、心身の状態や生活リズム、家庭環境に支障をきたさないうちに、次のステップを相談しましょう。

復職も人生で何度も経験のすることのない重大なイベントなので、一人で進めるよりは、感覚の問題などに理解があり、信頼のできる相手に相談しながら進めます。相談相手は医療機関などのスタッフの場合もあるでしょうし、職場に産業保健スタッフがいればそのような方でもいいでしょう。もちろん家族の存在も大きいでしょう。心身の状態や生活リズム、家庭環境などが不安定だと、復職しても定着しないかもしれません。できるだけ安定するように気をつけましょう。

復職はもともと就労していた方が休職した後に目指すものなので、精神障害者手帳や療育手帳などは持っていない場合も多いでしょう。ただ、このような手帳を取得しておくと福祉の支援を受けやすくなります。何らかの精神疾患や発達障害などを持つ場合は、手帳を取得できるのであれば取得しておくと支援が受けやすくなるでしょう。

現在就労している方は、職場のメンタルヘルスの支援体制を活用できる場合もあります。「労働者の心の健康の保持増進のための指針」では、セルフケア、ラインによるケア、事業場内産業保健スタッフによるケア、事業場外資源によるケアの4つのケアが事業場の中で1つのシステムとして機能することが効果的といわれています。ラインによるケアでは、部長・課長等の管理監督者が、感覚の問題についてどの程度理解があるかが重要です。また、労働者数が50名以上の事業所では、衛生管理者や産業医に相談しましょう。労働者数が50名未満の事業所や、感覚の問題への理解がない事業所の場合、対応に工夫が必要です。休職している場合、どこか医療機関に通院している人も多いでしょう。職場の管理監督者や人事の方などに医療機関の受診に同行していただき、医療的な配慮について相談します。

復職支援の実施にあたっては、勤務や休養のペース配分は、スモールステップで少しずつ決めていきます。できるだけ無理のないように、職場や家族と相談しながら着実に進めていきます。感覚の問題は個人差も大きいので、少しずつ復職して相談しながら、慎重で丁寧に進めます。そのためには、職場内でこまめに相談しやすい人を見つけておきます。大きな問題が起こってから対処するのは難しいですが、こまめに相談し問題が大きくなる前に対処できれば、復職がスムースに進むでしょう。ただ、勤務を続けるのが難しい場合は、心身の不調や生活リズム、家庭環境に支障をきたさないうちに異動や転職など次のステップを考えた方がいいかもしれません。

7-5 ひきこもり編

ひきこもりの対策に関しては、現在、各都道府県や政令指定都市に、ひきこもり地域支援センターがあります。ただ、このセンターだけで、ひきこもっている人やそのご家族の身近な問題全てに対応できるわけではありません。

身近な相談機関としては、最近は、市町村の相談窓口だけでなく、地域若者サポートステーションが増えており、ひきこもり地域支援センターとも連携しています。就労支援や高卒認定試験対策、コンピュータのスキルの講習など、様々な支援の窓口となっていますので、相談するといいでしょう。地域若者サポートステーションは疾患のない方でも利用できます。

ひきこもりは、ひきこもりになったきっかけ、ひきこもっている期間、同居している家族の状況、本人の心身の健康状態、これまで受けてきた支援など、本人のおかれている状況によって様々な状態があり、多様な支援が必要です。支援を考えるうえでポイントになることがありますので、それらを把握しておきます。以下にいくつかをあげておきます。

① 規則的な生活リズム

生活がある程度規則的だと、家庭以外に安定して通える場所をみつけやすくなります。仕事はもちろん、就労支援や職業訓練などを受ける場合でも、ある程度生活が規則的であれば、本人の通いやすい時間に実施できるものを選ぶことができます。朝起きにくい人でも、午後の決まった時間に毎日起きられたら、午後や夕方からの仕事につくことはできるでしょう。継続して午後から通っていくうちに少しずつ朝も通えるようになるかもしれません。最近は就業形態の多様化に伴い、勤務時間も多様になっています。一方で、交代制勤務が心身に与えるストレスが大きいことは、古くから知られています。早寝早起きができ、交代制勤務にも対応できれば、仕事の選択肢は広がりますが、そうでなくても、ある程度規則的な生活リズムを維持できれば、家庭以外にもどこかに居場所を見つけられるでしょう。

② 孤立化防止

だれでも一人でいると様々なことを考えます。それは良い考えである場合もあれば、本人や周りのためにならず現実的でない極端な考えである場合もあります。周りに話しやすい人がいれば、話してみることで、自分の考えが現実的なものかどうかなど、頭の整理につながるでしょう。また、誰か同居する人がいて、その人が規則的な生活リズムであれば、本人の生活リズムも少しずつ同調してくる場合もあります。同居者がいなくて、社会的に孤立している場合、生活リズムが不規則になりがちで、そうなると極端な考えがエスカレートして修正できなくなる場合もあります。また自分の心身の不調にも気づきにくくなるでしょう。できるだけ孤立しないようにします。

③ 本人や家族、周囲の関係者への支援体制の整備

ひきこもりの支援は、生活全般の様々な場面で必要になります。本人や家族への心身の健康問題に対する医療・保健的な支援、経済的な支援、福祉的な支援、民生委員・児童委員を含む身近な支援者に対する支援、就職した後の職場に対する支援など、多岐にわたります。ひきこもっている本人は不安で過敏な状態であることが多いので、ひきこもり状態から変わるという経験したことのない新しい状況に対する不安も大きく、ひきこもった状況がなかなか変化しにくいことがあります。関係者どうしでこまめに情報共有しながら、本人と関係者との間で信頼関係を作って、本人がひきこもり状態から変わろうと思ったタイミングを逃さずに、少しずつ支援を提供できるようにします。ひきこもっている本人を無理やり引っ張り出すことは不安をあおって混乱させる可能性もあり危険ですので、スモールステップで少しずつ本人が安心して過ごせる生活環境を作っていきます。

7-5-1 ひきこもるようになって短い（1年未満）

よくあるケース：26歳、男性。おとなしく、学生時代は気の合う少数の友達と過ごすことが多かった。高校卒業まで大きな問題なく過ごした。隣県の専門学校に進学するが、授業に出ず、インターネットゲームや動画視聴に没頭した。専門学校に通っていないことが家族にばれて、一年で退学した。アルバイトを転々として過ごしていたが、ゲームの課金が増え借金が膨らみ、25歳で実家に戻った。就職活動をするが採用に至らず、アルバイトも数日でやめ、次第に家にこもりがちになる。心配した家族が、市町村の相談窓口に相談した後、県のひきこもり地域支援センターに紹介される。

考えられる感覚の問題

- 本人や家族が感覚過敏。
- うつ病や強迫性障害などの何らかの精神疾患。
- 家庭の中や外（職場や通勤など）が騒がしい。

考えられる支援のポイント

- 早めの相談が重要。
- 環境の変化や本人や家族の状態の変化を少しずつ丁寧に検討。

●まずは休養し、活動量の増加はリハビリ的に少しずつ段階的に、焦らない。
●家族や職場への支援。

ひきこもりのきっかけは様々です。子どものころの不登校がきっかけの場合は、成人するころにはひきこもり傾向が定着し常態化しているでしょうから、ひきこもるようになって長い場合（7-5-2、7-5-3）を参考にしてください。ここでは、成人後に初めてひきこもるようになった人を想定しています。高齢になって初めてひきこもる場合もあり、ひきこもりは誰にでも起こりうる深刻な問題です。

成人後に初めてひきこもる人は、それまでは何とか学校や職場環境などに適応して、大きな問題なく過ごせていたのでしょう。それが職場の問題や家庭など個人的な問題、本人や家族の心身の不調など、何か環境的・状況的な変化がきっかけで、ひきこもるようになったのでしょう。その場合、ひきこもり状態が固定化する前に、ひきこもりになった要因を早めにみつけて対策を実施することで、ひきこもり状態から早めに脱することもあります。ひきこもり状態が長期化すると、本人も家族も高齢化し、新たに様々な問題が出てくる場合があり、ひきこもり状態から脱することが難しくなります。ひきこもり始めたころに、何か家庭や職場で環境の変化がなかったか、本人や家族の状態に変化がなかったか、周りの関係者と相談しながら検討します。ただ、ひきこもりになったのにはそれなりの理由があるはずです。ひきこもって間もない時期は、ひきこもり始めたときの記憶がまだ鮮明に残っていて、不安で過敏な状態でもあり、ひきこもり状態から脱することが不安な場合があります。少しずつ慎重に丁寧に対応します。

成人後に初めてひきこもるようになった場合、何らかのメンタルヘルス上の問題が背景にある場合もあります。例えば、うつ病や強迫性障害などの精神疾患や、認知症の初期かもしれません。あるいは未診断の発達障害が背景にある場合もあるでしょう。発達障害と診断がつかないまでも、今まで気づかれていなかった感覚過敏の問題もあるかもしれません。それまでの環境では大きな問題なく過ごしていたのが、生活環境の変化に伴い、家庭や職場、通勤の環境が騒々しくなっているかもしれませんし、感覚過敏などの本人の特徴に対する配慮がなくなっているかもしれません。無意識的に疲労・ストレスがたまっていたところに、ひきこもりをこれまでにない失敗体験のように受け止めてしまい、さらに気分が落ち込むなど悪循環に陥っているかもしれません。

本人だけでなく家族も、何らかのメンタルヘルス上の問題を抱えて困っている場合もあります。ひきこもりでは、家族から本人への支援が不可欠ですので、家族にメンタルヘルス上の問題がある場合、家族への支援は重要です。家族に何もメンタルヘルス上の問題がないようにみえても、未診断の発達障害や気づかれていない感覚の問題がある場合があります。ひきこもりという今まで経験したことがない状況に家族全体がどう対応していいかわからず、不安が高まり混乱し、さらに不適応を助長して、ひきこもりが常態化してしまっているのかもしれません。

いずれにしても精神科の医療機関などに相談してみます。ただ、それまで精神科を利用したことがない人は、そのような機関の支援を受けることには抵抗があるかもしれません。いきなり受診するのではなく、身近な市町村の相談窓口などに、ひきこもり対応に詳しく、本人や家族のおかれている状態に合った医療機関について相談するところから、スモールステップでスタートするのもいいでしょう。家族だけでも、市町村の相談窓口に出向いて、身近な支援機関の情報を集めておくといいでしょう。市町村だと身近すぎてかえって相談しにくい場合は、都道府県の福祉保健所や精神保健福祉センターなどのひきこもり相談の窓口を利用するといいでしょう。ひきこもりの支援は長期的な視点にたって関わる必要があり、医療的な問題だけではない場合も多いので、様々な支援について相談するといいでしょう。

精神科の医療機関といっても、診療所や一般の病院、精神科病院など様々であり、担当する先生も様々です。本人の受診への抵抗が少なそうな医療機関を探すために、下見に行くのもいいでしょう。少しずつ段階を踏んで、スモールステップで受診につなげます。担当医との相性もあるでしょう。相性がよくないと思ったら、いやな思いをする前に他の医療機関を受けてみるのもいいでしょう。長く通院する間に病状が変わって、最初は相性がよくないと思っていた医療機関でも、相性がよくなる場合もあります。どこに受診するかは、周りの人とよく相談して、本人の状態に合わせて柔軟に考えます。

ひきこもり始めて間もない時期は、本人も家族も不安を抱えて、メンタルヘルス上しんどい時期です。これまでの本人や家族の頑張りや良いところを評価して、小さくてもいいので成功体験を思い出してもらうことで、何とか自己評価を高め、自己肯定感を維持することが重要です。そして、しんどい状況のときは休養を優先し、疲弊した感覚を休めてあげて、次のステップに対処できるようエネルギーを蓄えます。メンタルヘルスの基本は安定した生活リズムです。生活リズムがある程度規則的だと、何らかの仕事や活動に取り組める可能性が出てくるので、不規則にならないように気をつけます。ただ、不規則な生活リズムを安定したものに変えるのは簡単ではないかもしれません。そのような場合でも、不規則な生活リズムを改善しようという意識や努力が少しでもあれば、そこを肯定的に評価します。荒療治は傷口をさらに深める場合が多いので、生活リズムを変えるのもスモールステップで慎重に少しずつ対応します。また、孤立化すると、自分や周りの悪いところに目が行きがちです。極端な考えに歯止めがかからなくなり、メンタルヘルスがさらに悪くなる場合も多いので、できるだけ孤立化しないような配慮が必要です。家族や信頼できる身近な支援者の力は大きいので、そのような人たちが疲弊しないような配慮や支援も行います。職場とのつながりが保たれている場合、職場の理解を促すよう支援します。

7-5-2 ひきこもるようになって長い（数年間、親は健在）

よくあるケース：42歳、男性。高校卒業まで大きな問題なく過ごしたが、こだわりが強く、負けず嫌いで、正義感が強く、ささいなことで激昂した。高校卒後、上京して就職したが、勤務先の人間関係がうまくいかず、数か月単位で職を転々とした。心配した家族の勧めで地元の公務員試験を何度か受けるが、採用に至らず。そのまま実家で過ごし、アルバイトを転々とするが、その生活も長く続かず、次第に家にこもりがちになる。父親の停年退職に伴い、経済的な問題から将来を心配した家族が、市町村の相談窓口に相談した後、ひきこもり地域支援センターに紹介される。

考えられる感覚の問題

- 本人や家族が感覚過敏。
- うつ病や強迫性障害などの何らかの精神疾患。
- 家庭の中や外が騒がしい。

考えられる支援のポイント

- 早めの相談が重要。
- 地域の関係機関との連携にもとづく状態把握が重要。

- 支援のタイミングを逃さないよう、環境の変化や本人や家族の状態の変化を丁寧に検討。
- 活動量の増加は、焦らずリハビリ的に少しずつ段階的に行う。
- 家族や周囲への支援。

ひきこもりやひきこもり傾向が長期化すると、徐々に支援が難しくなってきます。ひきこもりには、様々な関連する問題がありますが、それらの支援体制も時間とともに少しずつ変わります。根気よく支援していきます。本人の意識や家族が変わりだすタイミングを逃さず支援するためには、年に何回かは支援体制を見直します。

ひきこもりで生活リズムが不規則になり、本人の孤立化が進むと、家族全体が孤立することがあります。このような場合、極端な考え方に歯止めがかからなくなり、重大なトラブルや事件に発展することもあります。本人や家族の状態を定期的に見守ります。重大なトラブルが発生した時の対応について、地域の関係者と相談しておきます。そのためには、地域の民生委員、児童委員など、身近な支援者との情報共有も重要です。身近な支援者は、専門性は高くないかもしれませんが、多くの場合、身近な情報をたくさん持っています。ただ、民生委員や児童委員は高齢化しているので、このような支援者への支援も重要です。

ひきこもりが長期化すると家族が疲弊し、家族関係も悪くなるかもしれません。家族以外の人間関係も減ります。ひきこもりが長期化したときの対応のポイントは、ひきこもり期間が短い人の対応と似ているところもありますが、家族への支援の重要性が増します。家族が高齢化し、親が亡くなると、ひきこもった本人の状態を把握しにくくなります。親がいる間に、親がいなくなった後のことを考えておく必要があります。

本人や家族にとって心配な問題の一つに、健康問題と経済的な問題があります。ひきこもってしまうと、健康診断も受けなくなり、生活が乱れて、生活習慣病などの心配も増えてきます。まずは市町村の健康診断で健康面を確認し、必要に応じて医療機関につなぎます。精神科を受診することには抵抗があっても、内科には受診する場合もあります。メンタルな問題に理解のある内科の先生につながれば、必要に応じて軽い睡眠薬や安定剤を処方してくれるかもしれませんし、本人と相性のよさそうな精神科の先生を紹介してくれるかもしれません。

経済的な問題も深刻です。親の年金だけしか収入がない場合、親が亡くなると経済的な基盤がなくなり、生活保護なども検討することになるかもしれません。精神障害や知的障害が隠れていれば、障害者福祉手帳や障害年金などの取得を考えることになりますが、いずれも初診時から半年あるいは一年半以上経過していなければ申請できません。そのため、精神科など医療機関には早めに受診していただきます。また、このような手続きは、本人や家族にとっては、経験したことのない初めての状況になるので、このような手続きになれているソーシャルワーカーなどに相談するといいでしょう。

7-5-3 ひきこもるようになって長い（数年間、親は不在）

よくあるケース：52歳、男性。小学校高学年のころから学校を休みがち。高校は進学したが勉強についていけず、一年で中退した。自営業の実家の手伝いをすることもあったが、長くは続かず。心配した家族に連れられ精神科を受診したが、本人は一度診察に来ただけで、数回家族のみで受診したのち通院は途絶えた。本人が40歳のとき、父が悪性腫瘍で死去。51歳のとき母親が脳梗塞で死去した。母親の葬式にきた親戚が社会福祉士をしており、心配して地元の保健師に相談した。何らかの精神疾患が疑われ、精神科診療所を受診した。

考えられる感覚の問題

- 本人が感覚過敏。
- うつ病や強迫性障害などの何らかの精神疾患。
- 家庭の中や外が騒がしい。

考えられる支援のポイント

- 地域の関係機関との連携にもとづき、本人の状態を少しずつ丁寧に把握。
- 焦らず、タイミングを逃さないことが重要。

●周囲の人への支援。

ひきこもりが長期化し、家族がおらず一人でひきこもっている人の支援は難しくなります。本人も、ひきこもった状態の方が、刺激が少なく変化も少なく安心かもしれませんので、状況は変わりにくいでしょう。人は困った状態になると周りに助けを求めるものですが、本人がそうしない背景には、感覚過敏から来る不安や回避的な傾向があるのかもしれません。

現代社会で、外の世界とつながらずに一人で生活できる人はいません。食事、水道・電気・ガス・電話などのライフライン、ゴミ出しなどは、ひきこもっていても必要です。このような細々とした社会とのつながりを頼りに、本人が安心して生活できる環境を維持します。

ただ、最近は不規則な生活をして孤立していても生活を維持しやすい社会になっています。ライフラインの支払いは、自動引き落としできます。インターネットがつながっていれば、食事などの買い物は、ネットで24時間いつでも注文して宅配ですみます。ゴミを出さずにゴミ屋敷になっていても、本人が気にしなければ生活できます。健康に過ごすことができ、経済的に問題がなければ、ひきこもりやすい社会といえます。

経済的に困っていれば、生活保護や障害年金などの経済的支援を考えることになるので、何らかの形で生活支援につながれるかもしれません。そこから少しずつ支援を広げて、本人が安心して過ごせる生活環境を整えます。本人が外の支援を安心して受けられるようにスモールステップで少しずつ信頼関係を作っていけるよう、本人がそのような気持ちになれたときにタイミングよく支援を提供できるような体制をつくります。

しかし、経済的に困っていなければ、支援がなくても生活ができるでしょう。困っていても不安があって支援者につながることができない場合、不安が高まったまま一人で不規則な生活を続けてメンタルヘルス上の問題がさらに悪化し、悪循環に陥るかもしれません。健康問題も自覚症状があれば受診するかもしれませんが、生活習慣病などで自覚症状がなく、病気という意識が本人にない場合は、受診に至らないことも多くあります。悩みや不安は、誰かに話すことで本人の頭の整理にもなりますが、誰にも相談していないと、漠然とした不安を抱えながら生活することになります。誰か本人とのつながりを維持できる人がいればいいですが、孤立して不規則な生活を続けると、人間関係を維持するのが難しくなります。漠然とした不安が急速に高まると、激昂して極端な事件が発生するかもしれません。そのような事態になったときに困るのは、周辺住民の方々や身近な市町村、都道府県の方々でしょう。そのような大きな問題が起こったときの対応や、本人が支援を受け入れるようになったときにタイミングよく支援を提供できるような体制を、スモールステップで少しずつ、周辺住民の方々も交えて関係者が普段から考えておきます。

第8章　Q&A 感覚の問題に関する素朴な疑問トップ12

8-1 発達障害と診断されていませんが、感覚過敏はあります。支援を受けられますか？

発達障害は例えば自閉症スペクトラムや注意欠如・多動性障害（ADHD）、学習障害など、いくつかの障害に分類されます。感覚過敏は、自閉症スペクトラムの診断基準に含まれる特性の一つです。それぞれの発達障害と診断されるためには、①それぞれの発達障害に特徴的な特性を多く持っていること、②それが幼少時期から認められること、③その特性によって、日常生活に大きな支障をきたしていることなどが、重要なポイントになります。そのため、感覚過敏などの感覚の問題があったとしても、幼少時期には発達障害の診断基準に含まれる特性に気づいていなかった場合や、日常生活上大きな支障がない場合など、発達障害の診断がつかずに経過する方もいます。

発達障害と診断されていないということは、これまで社会生活を送る中で大きな問題がなかったか、見逃されてきた、あるいは我慢してきたということなのかもしれません。そのような方でも、それまで慣れ親しんだ環境が変わったときなどに、その変化に柔軟に対応できず、生活に大きな支障をきたすことがあります。

感覚過敏を自覚しているということは、周りの人の多くが不快に感じないような刺激でも不快に感じるということなのでしょう。生活に大きな支障はないものの、感覚の問題をもつ人は、様々なレベルで生活に困っていることが多くあります。本人は困っていなくても、周りから見て心配なこともあります。

そのため最近は、診断にこだわらずに、困りごとに応じて支援を受けられるようにするという考え方が広まっています。大きな支障をきたして、何らかの診断がつく前に、支援します。支援にも、医療的な支援、保健や福祉的な支援、教育的な支援、就労上の支援など、様々なレベルの支援がありす。それぞれの支援機関で感覚の問題に対する理解を深め、診断はついていなくても発達障害の特性をもっている可能性を考えておきます。

支援を受ける場合、どのような支援が受けられるのかということと、どのような支援を受けたいのかということを考えて、これらがマッチするように先の見通しを立てながら、スモールステップで計画します。

信頼のおける機関を探して、相談してみるのも一つの方法でしょう。そのような機関が見つからない場合も、無理のないペースで少しずつ探します。新しい機関に相談すること自体が新しい体験となり、ストレスが多いので、スモールステップで少しずつ進めましょう。

8-2 過敏も鈍麻も探求も回避もすべてありますが、どうしたらいいですか？

感覚の問題の基本は、過敏です。過敏が強すぎると、感覚遮断といって、何も感じていない、一見感覚鈍麻のように見えることがあります。また、感覚過敏に伴う不快感を打ち消すために別の刺激を求めようとする場合もあれば、逆に刺激を避けてひきこもりのようになる場合もあり、それらは一見、感覚探求や感覚回避に見えるかもしれません。そのため、一人の人が感覚過敏も鈍麻も探求も回避もすべて持っているように見えても不思議ではありません。一人の人が、感覚過敏や感覚鈍麻、感覚探求、感覚回避を併せ持っているというのは、ある状況において周りの人からそのように見えるということです。外からどのように見えるかだけにとらわれていると、その人の中で何が起こっているかを考えにくくなることがあります。

どのような状況で、過敏、鈍麻、探求、回避がみられるかを整理していきます。しかし、特定の支援者には、特定の状況でしか関わる機会がない場合もあります。同じ人でも、ある支援者は過敏しか見たことがなく、別の支援者は鈍麻しか見たことがない場合、このような支援者どうしが話し合っても、互いに否定するだけで議論がかみ合わず、話が先に進まない場合もあります。過敏も鈍麻も同じ人に起こっている事実を認め、その上で、その人の中で何が起こっているのかを丁寧に検討します。多職種多領域の地域連携にはこのような難しさがある一方で、様々な情報が集まるので、丁寧に検討できれば、その人に起こっている問題の本質が理解できます。

この質問をされた方は、おそらく、様々な状況で感覚の問題に困っていて、その表出の仕方が様々なので、周囲から理解されにくいのでしょう。本人自身もどのように考えたらいいかわからないかもしれません。自分の過敏性を自覚できる人もいれば、否定したい人もいます。自分の過敏性を否定したい人は、自分のことを過敏だという人の意見は、すぐには受け入れたくないでしょう。自分の過敏性を受け入れるには時間が必要で、支援者はスモールステップで少しずつ本人が受け入れられるように、言葉を選んだり、タイミングを選びます。

外から見える症状や特性以上に、本人の中で何が起こっているかを想像して理解しようとする姿勢が重要です。どのような状況で過敏なのか、あるいは鈍麻なのかを検討します。その際、本人の状態と周りの状況とに分けて整理し、そのうえで、本人や周りが困っている度合いの高い状況から優先して考えます。

感覚過敏は、感覚の問題の中で最も研究が進んでおり、様々な対応策が提案されていますので、まずは過敏の存在を疑います。一見、過敏に見えなくても、怒りっぽくて大声で騒ぐ傾向にある人は、些細な刺激に反応して不安を感じやすく怒りっぽい場合があります。過敏の可能性が高い場合は、不安をやわらげるよう、刺激の強度や頻度を減らし、クールダウンして感情が落ち着くのを待ちます。刺激に慣れることを目標にする場合は、丁寧に慎重に、先の見通しがたつように、スモールステップで少しずつ頻度や強度を上げます。

8-3 イヤーマフなどのグッズはどのように入手したらいいですか？

イヤーマフなど、個人で不快な感覚刺激を減らすツールは、多く市販されています。聴覚刺激であれば、イヤーマフ以外にも、耳栓、ノイズキャンセラーなどがあります。工学技術の進歩で、特定の周波数の音を小さくして、音声の聞き取りをよくするような機能がついているものもありますが、価格が高くなります。思い切って高額の物を購入したとしても、聴覚過敏のある人は触覚過敏があることも多く、耳の形や素材が合わなくて、長時間の使用はできないかもしれません。できれば、スモールステップで段階を踏んで検討したいところです。

感覚刺激を減らすツールを用いる場合、可能であれば購入前にサンプルを試すことができるといいでしょう。実際に具体的に体験してみないとわからないことも多いです。カタログやネット上の説明などだけでどのようなものかイメージできるようになるのは、いろいろと具体的に体験した後になるでしょう。

ただ、お店に行っても購入したいものがないかもしれません。感覚の問題がある人は、様々な感覚で困っている場合が多く、外出しにくい人も多くいます。その場合、サンプルを試す経験を積み重ねることが難しいかもしれません。ネット通販などで、お試しで購入する場合、高価なものを一つだけ買うよりは、安価なものを少しずつ購入し、何種類か試してみて、ライフスタイルや生活習慣などに応じて、自分に合ったものを使いわけるといいでしょう。

聴覚過敏のある人は触覚過敏もあるので、音の遮断の性能が高くても、耳のサイズに合わなかったり、肌触りが合わなかったりして日常生活で使いにくいことがあります。性能や装着感がよくても、見た目が気に入らなくて装着できない場合もあるかもしれません。高価なものを思い切って購入するよりも、安価なものを少しずつスモールステップで試していきます。無理をして高価なものを購入してうまくいかないと、失敗体験としてトラウマのように一生忘れられない記憶となり、新しいグッズの購入に消極的な姿勢が定着してしまうかもしれません。

支援機関などには、イヤーマフやノイズキャンセラーなどのサンプルをいくつかおいてもらえると助かります。また、放課後等デイサービスや児童発達支援事業所など、普段、感覚過敏のある発達障害を持つ方が利用する機会の多い施設では、このようなツールが利用できるようになるといいですし、そのようなツールを購入できるよう予算の補助などがあると助かります。

8-4 周りの人に感覚の問題を理解してもらうには、どうすればいいですか？

感覚の問題を周りに理解してもらうことは、感覚の問題に対する配慮を考えるうえで非常に重要です。不快な感覚刺激を減らすためにツールを用いるだけでは不十分な場合、刺激の発生源を減らす必要がありますが、そのような発生源があることには何か理由があります。

例えば、プリンターの音がうるさい、工事のトラックの音がうるさい、夏祭りの音がうるさい、隣家のピアノの練習の音がうるさいなど、日常生活での騒音問題は、いつの時代も難しい問題です。大きな音が継続して発生しているのには、何らかの理由があることが多いからです。

感覚の問題を理解してもらうためには、感覚の問題で困っている人がいること、感覚の問題で不快感を与える可能性のある状況が日常生活の中でもたくさんあることを、多くの人に知ってもらう必要があります。最近では、ＳＤＧｓなどに関連して、感覚の問題が新聞やテレビ、インターネットニュースなど様々なメディアで取り上げられ、感覚の問題の存在について理解がある人が増えています。また、発達障害を中心に感覚の問題への対処についての知識が少しずつ広がっています。周りの身近な人に感覚の問題を理解してもらうためには、具体的に、どのような状況、どのような程度で感覚の問題を感じて、そのような問題に対して、これまでどのような対処をしてきたか、これからどのような対処をしていけるか、相談できるといいでしょう。

感覚の問題のある人は、コミュニケーションの問題もある場合があります。感覚過敏のある人は、控えめで物静かな方も多いので、周りに強く主張するのが苦手な場合もあります。また、感覚の問題に困っている人で、自閉スペクトラムのような発達障害特性を持つ人の場合、コミュニケーションが苦手なため、自分の困りごとを適切に周りの人に説明できないことがあります。自分の感覚の問題自体が独特過ぎて、説明しにくい場合もあります。一人で主張するのが難しい場合が多いので、同じように感覚の問題に困っている人や感覚の問題に理解のある人が協力しあって対応します。身近な人に説明する際は、できるだけ具体的に、視覚的な資料も用いながら、スモールステップで少しずつ行います（3‐3参照）。いきなりたくさんの情報を提示すると、優先順位がつけにくく、理解してもらいにくい場合もあります。

ただ、なかには何度説明しても理解していただけない方もいます。そのような方の中には、もしかしたら共感性に乏しく、対処法を変えて新しい生活環境で過ごすことに不安を感じている方がいるもしれません。無意識的に鈍麻があり、その背景にある自身の過敏な特性を否認している方です。本当は何らかの個別の対応が必要な人たちかもしれません。変わらない人を変えるのは、工夫がいり時間がかかります。止まっている車を動かすためには、周りの状況をゆっくり慎重に見まわして、少しずつエンジンをふかします。目指す方向と反対方向に動いている車に乗ろうと思えば、まずは方向転換してから、少しずつ走り出します。目指す方向に向かって動いている車に乗る場合は、エンジンを無理にふかさなくても、自然と前に進みます。感覚の問題に関しては、多職種による地域連携が重要です。理解していただける方を探して相談します。そのような理解のある人は、発達障害者支援センターなど地域の支援者が集まる場所に行けばみつかるかもしれません。感覚の問題への配慮が周りに広がってくれれば、変わりたくない人たちも少しは変わってくるかもしれません。

8-5 感覚過敏があるので、静かな環境に引っ越したいのですが、どうすればいいですか？

引っ越しを考えるくらいなので、さぞかし今の生活環境で感覚の問題に困っていらっしゃるのでしょう。また静かな環境を求めていらっしゃるのは、今の生活環境が音環境的に騒がしかったり、人や車、お店などが多くて視覚刺激も多すぎたり、夜になっても明るすぎたりするのかもしれません。飲食店が多いと、食べ物のにおいもして、不快な思いもあるかもしれません。一刻も早く新しい生活環境に引っ越したいのでしょう。高度経済成長のあと、幹線道路沿いや鉄道の駅の周辺に住宅地が増えており、音環境的に騒がしい地域で生活をすることが増えています。このような地域は移動が便利で人も集まるので、便利な一方で、感覚過敏のある人にとっては刺激が多すぎて、しんどく感じることがあるでしょう。

ただ、今の住居に住むようになったのには、何か理由があって、メリットもあるのでしょう。引っ越しなど、人生の中でも大きなイベントに対応するためには、できれば、慎重に時間をかけてメリットとデメリットを考える必要があります。その際、いくつかの候補をリストアップして考えます。ただ、情報が増えすぎると混乱し、かえって不安が高まります。そういう場合は、クールダウンしながら、少しずつ頭や気持ちの整理をつけながら考えます。住む場所を変えるということは、感覚過敏のある人にとっては、非常に大きな変化で、人生における大きなイベントの一つです。自分の今のライフステージを考えて、先の見通しを立てながら、周りの相談しやすい人の協力も得ながら、少しずつスモールステップで、時間をかけて丁寧に、慎重に具体的に進める必要があります。

人生の大きな転機において決断を下すのは、非常にエネルギーのいる過程で、できればひとりで決めるのではなく、誰か信用のおける人に相談します。ただ、一対一で相談すると、意見が異なる場合に対立関係になるかもしれません。三人寄れば文殊の知恵ということわざもあります。できれば調整係になる人を一人くらいいれて、三人で相談するといいでしょう。

感覚の問題は生理的な問題なので、不快な状況は耐え難いものがあるでしょう。また、過敏な方は不安を感じやすく、どうにかしたいと感じ、対応を性急に求めてしまい、熟考しないまま対応してうまくいかず、さらに困る場合もあり得ます。できるだけ、周囲の人たちと相談して、様々な対処方法を並行して考えながら、できるだけスモールステップで進めていくことをお勧めします。

8-6 感覚の問題に詳しい通院先を探すにはどうすればいいですか？

感覚の問題については、最近少しずつ理解が進んでいます。感覚の問題は私たちの生活の全てに関係するので、様々な状況で様々な対処法があります。自称専門家の中には感覚の問題に詳しくない人もいるので、信用のおける通院先を探したいという気持ちは、とても理解できます。

感覚の問題の重要性が認識されるようになったのは最近のことなので、お住いの地域の中で感覚の問題に詳しい医療機関はまだまだ多くはないかもしれません。また、感覚の問題に詳しい医療機関があったとしても、そのような医療機関に対するニーズは大きく、すぐには受診できない場合もあるでしょう。古くから発達障害に関わってきた支援者の中には、古い考え方にこだわりがあり、感覚の問題に関する新しい知見の理解が十分でない場合もあるかもしれません。感覚の問題に関する理解が十分ではなくても、感覚の問題に困っているという状況を受け入れていただける方、少なくとも共感していただける方を探します。

通常、成長に伴って、悩みや困りごとの種類は多様化し複雑になるものです。生まれたばかりの赤ちゃんの要求や困りごとは、おなかが空いた、オムツがよごれた、眠たい、暑い、寒い、怖い、など原始的で、母親はじめ少数の家族で全て対応できるかもしれません。成長に伴って、母親や家族だけでは対応できなくなり、学校の先生や地域の関係者など、大人だけでなく先輩や後輩、友達関係など、様々な立場の人との関わりが必要になります。

感覚の問題の対処方法は、医療的な支援以外にも、福祉や保健、教育など様々なレベルで考えられます。医療機関だけでなく、様々なレベルの支援機関につながり、それぞれのレベルで感覚の問題に対応してもらえるようにします。スモールステップで少しずつ感覚の問題に理解のある支援機関をみつけていきます。また、感覚の問題に詳しい支援者は、地域の中でどのような機関が感覚の問題に詳しいか、知っている場合も多いものです。一生懸命、一か所の理想の通院先を探して、地域から遠く離れた医療機関にかかった場合、地域の状況が理解できていないため、かえって地域との連携が混乱するかもしれません。感覚過敏がある人は、支援者が増えすぎるとかえって混乱する場合もあるかもしれませんが、一人の支援者だけで全ての問題に対応するのではなく、地域の中で連携し合って、地域の中での様々な感覚の問題に対応できるようにします。

8-7 ひきこもっているので、感覚の問題は気になりません。そのままでもいいですか？

ひきこもられる方の中には感覚過敏のある人もいるかもしれませんが、ひきこもっていて不快な刺激を避けていると、生活上の困り感はあまり感じないかもしれません。また、感覚の問題は本人も自覚していない場合が多く、感覚過敏を否定的にとらえている人にとって、自分が感覚過敏かもしれないと考えることは受け入れがたいことなので、仮に感覚過敏があったとしても否定されるかもしれません。

ただ、ひきこもられている方には、ひきこもられている何らかの理由があります。回避傾向が強い人や状況の変化に柔軟に対応できない人が、家の外の刺激を不快に思い、不安や恐怖感を強く感じて疲弊し、ひきこもってしまうことがあります。支援者は、ひきこもりの人が何らかの感覚の問題、特に感覚過敏を持っている可能性について、頭の片隅に置いておく必要があります。

自宅にひきこもっているという現状に大きな困難を感じていなくても、将来のことには不安があるかもしれません。ひきこもっている人の生活は大きく変わらなくても、周りの状況は少しずつでも変わっていきます。また、ひきこもっている人も年を取ると少しずつ加齢に伴い状態が変わってきます。そのため、ある程度先の見通しを立てながら、生活上大きく困らないような体制づくりが重要です。

かたくなに現状維持にこだわる人は、変化に対する不安を持つ人が多く、不安が強まると激昂しやすく、対人関係を築くのが難しい人も多いでしょう。先の見通しを立てながら、少しずつ慎重に、スモールステップで信頼関係を築きながら、対策を相談していきます。

ひきこもっている人には、外の情報が入りにくいかもしれません。そのような場合、インターネットを介して情報を収集できますが、インターネットを介した情報は、何が信頼できる情報か判断に迷う場合もあります。ひきこもりや不登校などで同居家族以外の対人関係が乏しくなると、どのような人が信頼できるか判断がしにくくなります。感覚過敏があったり自閉特性が強かったりすると、言葉を字義どおりにしか理解できず、その人が信頼できるかどうかよりも見た目の表面的な印象だけで判断して、だまされやすい場合もあります。信頼できる機関の情報を集めながら、自分が困った状況になったらどうすればいいか、少しずつ予行演習、リハーサルをします。

8-8 このような特性は昔から誰にでもあるので、慣れたらそれでいいのではないですか？

感覚過敏などの特性は生来的なもので、昔から程度の差はあれ誰でも持っていたかもしれません。また、三つ子の魂百までといいますように、3歳くらいまでに形成された特性は大きくは変わらない場合も多いので、少しずつスモールステップで環境に慣れていけるといいかもしれません。どこの地域にも、感覚過敏で、怖がりな特徴、こだわりが強く頑固な特徴、対人関係がややこしい特徴などの性格特徴をあらわす方言は複数あるでしょう。例えば、高知県では、古くから性格をあらわす言葉の中に、いごっそう（偏屈もの、一徹者）、くじくり（愚痴を並べて文句をいう人）、どくれ（すねた態度にでる人、素直でない性格）、はぶれ（道理をわきまえない乱暴な性格）、もがり（反抗する性格）、ようだいこき（あれこれ理屈や講釈を並べる御仁）、りぐり（凝り性）など多くあり、昔からこのような特徴的な性格の人がいたのでしょう。

感覚の問題が主要な特徴の一つである自閉症スペクトラムが臨床的に問題になってきたのは、国際的には第二次世界大戦中の一九四〇年代前半以後です。それ以前には、第一次世界大戦やインフルエンザなどの世界的なパンデミックがあり、その前には産業革命などありました。日本でも、江戸時代のように、藩をまたぐ移動が制限され、職業選択も制限され、ほとんどの人が親の仕事を引き継ぎ、一次産業に従事していた時代は、環境の変化も少なく、ライフステージを通した子育てのイメージを親も具体的に持てていたかもしれません。その後、二次産業、三次産業と仕事の種類は増えてきて、国境を越えて、これまでなかったような仕事に従事する人も増えてきます。自由度が増え、選択肢が増えるということは、先の見通しが立てにくい状況が増えることにもなります。誰でも自閉症スペクトラム的な特性を多少はもっており、程度の強い人から弱い人まで、スペクトラム的に連続して認められますし、診断がつくかつかないかの境界レベル、グレーゾーンといわれる状態もあります。想像もできないような大きな変化が将来起こると、これまで何とか適応できてきた人が適応できなくなり、境界レベルやグレーゾーンの状態にあるような人にも支援が必要になり、診断が求められることになるかもしれません。

最近の社会生活環境の変化は非常に大きく、世界的な変化が実生活に大きく影響を及ぼす場合もあります。自分の努力ではどうにもならないほどの、大きな変化を受ける場合もあります。これまでの限られた生活環境には慣れてこれたとしても、常に変化し続ける世界的な環境の変化は予測できず、対応できないかもしれません。そのような大きな変化に、大きく困らないように適切に対応するためには、周りの人たちと協力して、自分の役割をしっかり踏まえて、先の見通しをたてながら、少しずつ準備していくことが大切です。

発達障害、特に感覚の問題をもつ自閉スペクトラム障害の人で、困り感をもつ人が近年増加傾向にあります。社会の大きな変化に伴い感覚の問題が悪化している印象があります。感覚の問題に対する理解や支援は、今後進んでいくことが求められるでしょう。その恩恵を受けられる方が少しでも増えるためには、それぞれの方の感覚特性に応じた配慮のあり方についての理解が進むことが求められます。

8-9 建築基準に従うと環境調整にも限界があります。どうすればいいですか？

建築基準は人が作った基準なので、今後も少しずつ変わっていく可能性はありますが、現代社会に生きる以上は、基準に従った建物で生活するのが最も安全と考えられますし、そのための基準ですので順守することが求められます。したがって、感覚の問題に配慮して室内外の環境調整をする場合、その基準に抵触しない範囲で対応することになります。

建築基準においては、音響や照明よりも建築構造などの安全性が優先されがちで、内装は建物が完成した後に考慮することが多いようです。設計の段階から音響や照明も配慮して建築するとなると、それなりに手間がかかるでしょう。

例えば、音の問題への配慮に関しては、遮音や吸音などが知られています。まずは音の発生源を減らし、その上で、発生源からの音を遮断できるようにすること（遮音）、それでも漏れてくる音が反射して増幅しないように吸音できるようにするということになります。

発生源を減らすためには、発生源を管理している責任者の理解と協力が必要です。遮音には、壁やドアの配置や厚さ、遮音性能などが影響しますので、建物が立った後では調整が難しい場合もあります。設計の段階から建築音響の知見を取り入れます。そのような場合は、適宜遮音できるスペースやパーティション、クールダウンスペースの配置などを検討することになるでしょうが、その際にも建築基準に従うことが求められます。

吸音に関しては、吸音効果のある材質を部屋に設置することが有効です。吸音される面積が広い方が吸音効果は高いと考えられています。天井や壁に吸音材を貼ることができれば吸音効果が高まりますが、吸音効果の高い材料を設置する場合、建築基準を順守する必要があります。まずは遮音などを考慮したうえで、遮音性能を高めるための備品を設置する場合も、吸音効果のある材質を用いることがいいでしょう。吸音効果のある材質となると、高価な吸音材を思い浮かべるかもしれませんが、例えば、クッションや毛布、布団のようなフワフワした感触のものには吸音効果があるようです。このあたりは、建築音響工学の専門家の方たちの情報が役に立ちます。建築音響工学の専門家に中に、発達障害や感覚の問題への支援に理解のある人が増えていますので、そのような専門家からの情報発信も期待され、少しずつ建築基準も見直してくれています。感覚に優しい建物が増えることが期待されます。

8-10 私たちの住む地域は静かなので感覚の問題はないと思いますが、いかがでしょうか？

自閉症に関して、レオ・カナー先生やハンス・アスペルガー先生が世界で初めて報告されたのは一九四三年～一九四四年のことで、社会が大きく混乱していた第二次世界大戦の真っただ中のことでした。しかし、それ以前も発達障害特性に似たような性格特徴、例えば、こだわりが強く頑固、不安が強く怖がり、回避的、衝動性が高いなどの性格をあらわす方言は、どこの地域にも複数あります。例えば、例えば、高知県では、古くから性格をあらわす言葉の中に衝動性が高い性格をあらわす言葉もいくつかあり、いられ（せっかちで落ち着きのない性格）、そそくり（あわて者、おっちょこちょい）、はちきん（お転婆、男勝りの性格）、ひょうげ（おどけ者）などがあり、昔からこのような特徴的な性格の人がいたのでしょう。おそらくこのような言葉を使い始めた時代は病気として診断されることはなかったのでしょうが、独特な性格特徴として分類されていたのでしょう。自閉症という疾患概念のなかった時代でも、自閉症的な特性により困っていた人は多かったのではないかと考えられます。環境の変化が少なければ少しずつ慣れることができて、大きな不適応に至らなかったのかもしれません。

ただ、気候の変化や四季の変化がない地域はありませんし、大規模自然災害の発生する可能性のない地域もありません。静かで自然の多い地域に高速道路や高速鉄道、大規模な施設が建設されることはよくある話です。このような地域は、それまでは大きな変化はなかったかもしれませんが、将来にわたって同じ状況かどうかはわかりません。

感覚の問題は多様ですが、多様だからこそ協力し合えれば、社会の大きな変化に対応できるかもしれません。どのような社会にも一定の割合で発達障害の人や感覚の問題で困っている人はいます。感覚過敏のある人は、弱い刺激に対しても困っている人たちなので、このような人のために対応していければ、多くの人が感覚の問題で困らずに過ごせるでしょう。感覚の問題はないのではなく、問題視されていないだけ、気づかれていないだけかもしれません。感覚の問題で困っている人がいる可能性を常に考えながら、そのような困りごとがある人に共感を示してあげるといいでしょう。

都会の喧騒を離れて静かな地域への移住を考える人がいますが、そうした対応は過密な都市部を避けるという意味で、大規模感染症への対策を考えるうえでも有効でしょう。都会の喧騒の少ない静かな地域でも、今後少しずつ人口が増えるところもあるかもしれません。このような地域で、感覚の問題に対して理解がある地域が増えることが期待されます。

8-11 感覚の問題に関する啓発活動はどのようにすればいいですか？

感覚の問題への対応を考える場合、個人では限界があり、社会の理解が必要なので、啓発活動は不可欠です。そのためには、地域の新聞やテレビなどのマスコミ、地域の行政との連携が必要です。また、地域にどのような感覚の問題があるかは、それぞれの地域に住んでいないとわかりませんので、啓発活動も、地域で感覚の問題に困っている当事者の方々と協力して行う必要があります。啓発活動の目的は、それぞれの地域で感覚の問題に困っている方が、困らずに生活できるようになることです。まずは、どのような感覚の問題で困っているのか、地域の現状を具体的に知る必要があります。それぞれの地域の感覚の問題について、当事者やその支援者の方々からヒアリングを行ったり、アンケート調査を行ったりするといいでしょう。発達障害をもつ人で感覚の問題に困っている方は、コミュニケーションが苦手で自分の困っている内容を周囲に的確に説明することが苦手な場合があります。そのため、できるだけ多くの方から、様々な方法で具体的に情報収集します。

例えば、感覚の問題を持つ方は、経験したことのない初めての状況、新しい状況では、先の見通しが立たず、不安を強く感じる場合が多くあります。何回か同じような経験をしていれば何となく想像できるかもしれませんが、想像と違っていたら混乱するかもしれません。初めての状況に対しては、予行演習・リハーサルができるといいでしょう。できれば下見をしたり、あるいは経験者から情報を収集できるといいでしょう。

飛行機など、普段乗る機会の少ない乗り物に乗る場合も、あらかじめ対策を考えておきましょう。欧米の主な飛行場などでは感覚の問題を持つ人向けの情報をホームページで紹介しており、日本でも国際空港では、そのような情報をホームページなどで掲載しはじめました。初めての状況では、クールダウンの場所を確保できるかどうかはわかりません。ときどきトイレにこもってクールダウンする方がいますが、トイレの構造はどこでも大きくは変わりませんので、うまくクールダウンできるかもしれません。ただ、最近の多機能トイレの場合、思わぬところから大きな音がして、びっくりすることがあります。また、中から鍵をかけると、外から入れなくなるかもしれません。そのため、最近はクールダウンスペースを設けた空港も増えています。

欧米のセンサリーフレンドリーな取り組みでは、余暇の利用を目的とした動物園や博物館など公共の施設などで、感覚の問題に配慮した施設マップや、来場時にすべきことの流れを視覚的にわかりやすく説明した利用ガイドなどの情報（３‐３参照）がインターネット上で配信されています。このような取り組みは、感覚の問題をもつ人だけでなく、小さな子どもや高齢者など社会的に弱い立場にある人たちにとっても役に立つでしょう。

感覚の問題に関しては、二〇〇〇年代以後、国内外で様々な研究・調査がなされており、少しずつ理解が深まっています。地域の当事者や支援者などの間で、そのような知見を共有し、理解を深めます。感覚の問題に関しては、本人も周囲も気づいていない場合も多くありますが、過敏な人は控えめで回避的なことも多く、自分の困りごとを積極的に主張せずにひきこもってしまう人もいます。そのため、多職種地域連携に基づき感覚の問題に配慮することが、心のケアに役に立つことを理解してくれる人を少しずつでも増やしましょう。啓発活動も少しずつスモールステップで根気よく継続していきます。続けることで、感覚の問題に理解のある人同士がお互いの存在に気づいて着実に連携体制を整備できるでしょう。

8-12 関係機関との連携をスムースに進めるにはどうすればいいですか？

感覚の問題は生活の様々な面に影響をもたらしますので、支援する関係機関は非常に多くなることもあります。ライフステージをとおして、様々な支援機関が関わることになります。小学校に上がる前だと、保育士（あるいは幼稚園の先生）、保健師、医療機関などがあるでしょう。ひとり親家庭や精神障害をもつ親など生活困窮家庭の場合は、親に対する子育て支援が必要な場合もあるでしょう。小学校にあがると、学校内だけでも、クラス担任、特別支援教育コーディネーター、保健室の養護教諭、校長や教頭などの管理職、スクールカウンセラーやスクールソーシャルワーカーなどがいますし、学校以外だと、地域の保健師、医療機関、放課後等デイサービスなど、医療・福祉・保健の領域でたくさんの関わりがあるでしょう。高等学校を卒業したあとも、状況次第で、医療機関や福祉サービス、保健師などが関わるでしょう。身近な多職種による地域の連携が重要です。

これらの機関は、専門性が異なると考え方も異なるので、かならずしも同じ方向を向いて考えていけるとは限りません。必ずしも同じ方向を向いて協働しないといけないわけでなく、それぞれの立場で関わってもらうことになります。重要なことは、各施設の得意な分野と苦手な分野を十分に理解して役割分担して、できるだけその人の生活が過ごしやすくなるように考えていくことです。そのために、まずは情報共有から始めるなど、少しずつスモールステップで連携していきます。具体例に関しては、第７章の事例が参考になるでしょう。

関係機関の職員には異動がつきもので、二、三年ごとに担当がかわることもめずらしくありません。せっかく相性のいい方が担当だったのに、しばらくしたら変更になることもあるでしょう。そのような場合でも、いくつかの機関に関わってもらっていれば、その中のどこかに相性のいい支援者の方がいるでしょう。また、最初は相性が良くないと思っていても、しばらくすると信頼できる関係になることもあります。あわてず少しずつ連携を進めていきましょう。

また、連携する立場にある人の多くは忙しいので、お互いに必要があるときしか連絡をとらないことも多いものです。用件があるときにしか連絡をとらなかったとしても、お互いさまと思って気にしないようにします。ただ、用件があるときにしか連絡を取らないのは、自閉スペクトラムの特性の強い人に良く見られる特徴でもあります。連絡をとっても相手のニーズに合わなくて激昂されるなど、連携を維持するのが難しい場合もあります。互いにニーズが近い人同士で連携を維持しながら、少しずつ体制を変えていくといいでしょう。

おわりに――これからの時代の感覚の問題への支援

私は、これまで医療だけでなく教育や福祉保健など様々な機関と連携し、感覚に優しい取り組みを実践してきました。その際によく耳にしたのが、「自分たちでも発達障害支援に役に立つことができることに初めて気づかされた」というコメントです。感覚に優しい取り組みは、まだまだ始まったばかりですが、様々な施設で実施可能で、実際に欧米では多くの商業施設で行われています。これまで発達障害支援になじみのうすかった商業施設でも何らかの形で感覚に優しい取り組みに関わることができます。感覚の問題は、メンタルヘルスの問題はじめ、生活の様々な問題に影響するので、様々な立場の人の関りが必要です。

私は、これまで大学の医学部や国立の研究所などに所属して、首都圏や京阪神、高知県や東京都の島しょ部などで、子どもから大人までの心の問題や発達障害の診療、地域の支援体制整備を行い、学会などの研修にも関わってきました。ライフステージを通した切れ目のない心のケアを目指して、多職種地域連携体制を整えるために、心のケアを必要とするご本人やご家族、医療だけでなく福祉や保健、教育など様々な領域で身近で関わる人たちや、身近な専門職の方々に、心のケアを考えるために必要な基本的な事柄を説明する機会を多く経験しました。

その一方で、精神疾患や発達障害、特に自閉症スペクトラムの神経生理学的な研究、特に聴覚情報処理、中でも聴覚過敏に関連する生理学的な研究を行ってきました。感覚の問題に関する生物学的な研究成果の理解に基づいて、心のケアが必要な方を支援するために、ご家族や様々な立場の専門職の方と一緒に心のケアを行ってきました。そして、感覚の問題に関する啓発活動も行ってきました。このような経験の中で、感覚の特徴をとらえる視点は、様々なメンタルヘルス課題への対策を考えるにあたって役立ちました。

感覚の問題への支援の基本的な考え方を、多くの人が知ることができれば、この問題を持つ人が生活上の困りごとをもつことが少なくなると考えられます。ただ、まだまだ理解が十分に浸透していないと感じることも多くあります。

自閉スペクトラム症など発達障害をもつ人たちや感覚の問題を持つ方の多くは、対人コミュニケーションに困難さをもち、自分のニーズを適確に周囲の人に伝えることに困難を覚えます。どのような支援ニーズがあるかをできるだけ正確に把握し、情報発信していくことも、支援者の重要な役割の一つといえます。一方で、支援ニーズには個人差があります。感覚の問題への配慮が少しずつ普及することで、今後支援ニーズの個人差への配慮の仕方がみつかることが期待されます。現時点では、多職種による地域連携を活用しながら、感覚の問題で困っている人たちの置かれている状況を十分に把握した上で、可能な限り少しずつ、スモールステップで対応します。今後、当事者の方々と行政や企業、研究機関、大学等が協力して、感覚に優しい取組の経験を蓄積し、好事例について情報発信し共有していくことで、わが国でもより一層感覚に優しく過ごしやすい社会生活環境が整備されると期待されます。

本書では、私が普段診療や支援に関わるにあたり、感覚の問題の中でも、時代や地域を超えて、ある程度普遍的だろうと考えていることがらについて説明しました。私は、常日頃から、自分の行っている診療が、地域や時代によって大きく変わらない、ある程度普遍的に役に立つものであるよう心がけてきました。そのように考えながら臨床を行ってきましたが、うまくいったこともあれば、うまくいかなかったところもあります。心のケアは地域や社会の状況とは無関係ではなく、同じ感覚をもつ患者さんは誰一人いないからです。私がお示ししてきた内容を、それぞれの時代や地域のメンタルヘルス課題に対する支援のニーズに応じて応用するのは、本書を手に取ってくださった皆様の工夫次第です。皆様には、少しずつスモールステップで本書の内容を実際の支援に活用していただき、うまくいった好事例があれば、どんどん情報発信していただけると幸いです。

謝辞：本書の執筆にあたっては、コロナ禍で臨床業務が忙しく突発的な予定変更にも対応しながら遅々として執筆が進まない中、感覚の問題で困っている方々にできるだけ早く本書を届けられるように尽力して下さった編集者の前川千亜理様、長谷川純様に感謝いたします。また原稿に目を通して下さり、忌憚のないコメントをくださった高知県の関係者の皆様にも感謝いたします。また、本書で紹介した研究にご協力くださった全ての方々とそのご家族にも感謝いたします。私がこの仕事を遂行するために様々な面でサポートしてくれた家族にも感謝いたします。

参考文献

① 感覚に優しい社会にむけて：わが国初のクワイエットアワーの取組．高橋 秀俊，上野 佳奈子．いとしご 179 8-11 2019年11月

② Acoustic startle response and its modulation in schizophrenia and autism spectrum disorder in Asian subjects. Hidetoshi Takahashi, Yoko Kamio. Schizophrenia research 198 16-20 2018年8月

③ 自閉スペクトラム特性を有する患者へのリワーク支援の手引きの作成と有用性調査．秋山 剛，神尾 陽子，吉田 友子，福田 真也，田川 杏那，増田 紗弓，高橋 秀俊，ピーター・バーニック，尾崎 紀夫．精神神経学雑誌 120(6) 469-487 2018年6月

④ 自閉スペクトラム症の感覚の特徴．高橋 秀俊，神尾 陽子．精神神経学雑誌 120(5) 369-383 2018年5月

⑤ Relationship between physiological and parent-observed auditory over-responsiveness in children with typical development and those with autism spectrum disorders. Hidetoshi Takahashi, Takayuki Nakahachi, Andrew Stickley, Makoto Ishitobi, Yoko Kamio. Autism 22(3) 291-298 2018年4月1日

⑥ ASDの感覚特性と生活の中の音環境．高橋 秀俊．最新医学 別冊（発達障害）76-77 2018年1月

⑦ Stability of the acoustic startle response and its modulation in children with typical development and those with autism spectrum disorders: A one-year follow-up. Hidetoshi Takahashi, Takayuki Nakahachi, Andrew Stickley, Makoto Ishitobi, Yoko Kamio. AUTISM RESEARCH 10(4) 673-679 2017年4月

⑧ Relationship of the Acoustic Startle Response and Its Modulation to Emotional and Behavioral Problems in Typical Development Children and Those with Autism Spectrum Disorders. Hidetoshi Takahashi, Sahoko Komatsu, Takayuki Nakahachi, Kazuo Ogino, Yoko Kamio. JOURNAL OF AUTISM AND DEVELOPMENTAL DISORDERS 46(2) 534-543 2016年2月

⑨ Autism spectrum disorder. Hidetoshi Takahashi, Yoko Kamio, Shozo Tobimatsu. Clinical Applications of Magnetoencephalography 247-274 2016年1月1日

⑩ Hyperreactivity to weak acoustic stimuli and prolonged acoustic startle latency in children with autism spectrum disorders. Hidetoshi Takahashi, Takayuki Nakahachi, Sahoko Komatsu, Kazuo Ogino, Yukako Iida, Yoko Kamio. MOLECULAR AUTISM 5(1) 23 2014年3月

⑪ 成人ASDの社会参加に向けて．高橋 秀俊，深津 玲子，神尾 陽子．精神科 21(6) 687-691 2012年12月

著者略歴

高橋秀俊（たかはし　ひでとし）

1992年　東京大学工学部土木工学科　卒業

2000年　大阪大学医学部医学科　卒業

2005年　大阪大学　大学院博士課程　医学系研究科　未来医療開発専攻
　　　　ポストゲノム疾患解析学講座・プロセシング異常疾患分野（精神医学）修了

2000～2001年　大阪大学医学部附属病院神経科精神科医員（研修医）

2005～2006年　大阪第二警察病院（平成18年4月北大阪警察病院に改称）神経科医員

2006～2010年　大阪大学医学部附属病院神経科精神科医員

2010～2011年　カリフォルニア大学サンディエゴ校精神医学教室　客員研究員

2011～2018年　国立精神・神経医療研究センター　精神保健研究所　児童・思春期精神保健研究部　児童期精神保健研究室　室長

2018～2019年　国立精神・神経医療研究センター　精神保健研究所　児童・予防精神医学研究部　児童期精神保健研究室　室長

（2014～2019年　国立精神・神経医療研究センター　脳病態統合イメージングセンター　先進脳画像研究部　神経生理研究室　室長　併任）

2019年　高知大学医学部神経精神科学講座　特任准教授を経て，

現　職　高知大学医学部　寄附講座　児童青年期精神医学　特任教授

医師免許，精神保健指定医，公認心理師，日本医師会認定産業医，日本精神神経学会専門医/指導医，子どものこころ専門医機構　子どものこころ専門医/指導医，日本児童青年精神医学会 認定医，日本総合病院精神医学会・一般病院連携精神医学専門医/指導医，日本臨床神経生理学会認定医/認定指導医，日本老年精神医学会認定専門医/指導医，日本移植学会移植認定医（精神科），臨床精神神経薬理学専門医

著　書（分担執筆）

Clinical Applications of Magnetoencephalography（Springer Japan KK），子どものこころの診療ハンドブック（星和書店），大災害と子どものストレス：子どものこころのケアに向けて（誠信書房）他

専門領域

児童青年精神医学，臨床神経生理学，コンサルテーション・リエゾン精神医学，産業精神保健など

最近は，発達障害の感覚特性への支援，学校精神保健，多職種地域連携，過疎地や離島の支援などに関わっている。

感覚の困りごとへの心のケア
—センサリーフレンドリーをめざす支援の実際—

ISBN978-4-7533-1248-1

著者
高橋 秀俊

2024年 10 月17日　第 1 刷発行

印刷・製本　(株)太平印刷社

発行所　(株)岩崎学術出版社　〒101-0062 東京都千代田区神田駿河台 3-6-1
発行者　杉田 啓三
電話 03(5577)6817　FAX 03(5577)6837